MANUEL OPÉRATOIRE

DE LA

LARYNGECTOMIE SANS TRACHÉOTOMIE PRÉALABLE

(APPLICATION DU PROCÉDÉ QUAND LA TRACHÉOTOMIE A ÉTÉ FAITE COMME TRAITEMENT PALLIATIF)

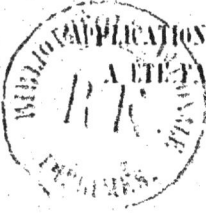

PAR

Le Dr Émile-Victor PERRUCHET

Ancien interne des hôpitaux de Paris
Médaille de bronze de l'Assistance publique

———◦⟨⟩◦———

PARIS

G. STEINHEIL, ÉDITEUR

2, RUE CASIMIR-DELAVIGNE, 2

——

1894

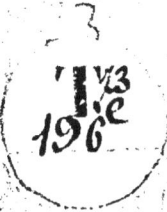

MANUEL OPÉRATOIRE

DE LA

LARYNGECTOMIE SANS TRACHÉOTOMIE PRÉALABLE

(APPLICATION DU PROCÉDÉ QUAND LA TRACHÉOTOMIE
A ÉTÉ FAITE COMME TRAITEMENT PALLIATIF)

INPRIMERIE LEMALE ET Cⁱᵉ, HAVRE

MANUEL OPÉRATOIRE

DE LA

LARYNGECTOMIE SANS TRACHÉOTOMIE PRÉALABLE

(APPLICATION DU PROCÉDÉ QUAND LA TRACHÉOTOMIE
A ÉTÉ FAITE COMME TRAITEMENT PALLIATIF)

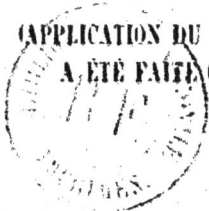

PAR

Le Dʳ Émile-Victor PERRUCHET

Ancien interne des hôpitaux de Paris
Médaille de bronze de l'Assistance publique

PARIS

G. STEINHEIL, ÉDITEUR

2, RUE CASIMIR-DELAVIGNE, 2

1894

Externat.

Hôpital Lariboisière : M. Perier, professeur agrégé, chirurgien des hôpitaux.

Hôpital Bichat : M. Huchard, médecin des hôpitaux.

Internat provisoire.

Hospice de Bicêtre : M. Féré, médecin de Bicêtre.

Internat.

Hôpital St-Louis : M. Marchand, professeur agrégé, chirurgien des hôpitaux.

Hôpital Tenon : M. Brault, médecin des hôpitaux.

Hôpital Tenon : M. Richelot, professeur agrégé, chirurgien des hôpitaux.

Hôpital Lariboisière : M. Perier, professeur agrégé, chirurgien des hôpitaux

Hôpital Tenon : M. Champetier de Ribes, accoucheur des hôpitaux.

Hôpital St-Louis : M. Bar, professeur agrégé, accoucheur des hôpitaux.

MANUEL OPÉRATOIRE

DE LA

LARYNGECTOMIE SANS TRACHÉOTOMIE PRÉALABLE

(APPLICATION DU PROCÉDÉ QUAND LA TRACHÉOTOMIE
A ÉTÉ FAITE COMME TRAITEMENT PALLIATIF)

————— >:< —————

INTRODUCTION

En 1887, à la Société médicale de Strasbourg, Kœberlé disait : « l'extirpation du larynx est une opération peu grave au point de vue chirurgical, quand l'affection est nettement limitée au larynx ».

Cependant, à cette époque, les insuccès étaient nombreux et depuis les statistiques ne se sont guère améliorées; puisqu'en 1890, sur 171 opérés, 62 sont morts du fait de l'opération ou d'accidents consécutifs.

Les deux causes de mort qu'on voit signalées le plus souvent sont : les accidents septiques du côté des poumons, et ces phénomènes nerveux encore inexpliqués qu'on désigne sous le nom de shock. Notre maître M. Perier a cherché à éviter ces deux écueils en régularisant le manuel opératoire, et en appliquant aux soins consécutifs une surveillance de chaque instant.

C'est l'histoire de ce procédé que nous avons l'intention de faire dans notre thèse inaugurale. Nous laisserons de côté l'étude du procédé ancien qu'on trouvera décrit dans les travaux de MM. Schwartz, Baratoux, Pinçonnat et nous ne nous occuperons ici que de la laryngectomie sans trachéotomie préalable, et de l'application de la méthode lorsque la trachéotomie a été faite comme traitement palliatif.

HISTORIQUE

Nous n'avons rencontré dans la littérature médicale que 13 observations où l'extirpation du larynx a été faite sans trachéotomie préalable. Nous ne ferons que les résumer.

Obs. I. — Billroth. *Arch. für klin. Chir.*, 1885, p. 849.

Homme de 54 ans. Carcinome diffus du larynx.

Extirpation du larynx sans trachéotomie préalable, le 11 novembre 1875. Le larynx, après avoir été disséqué, est saisi avec des érignes, attiré en haut en même temps qu'on le sépare de la trachée. Celle-ci sectionnée, on mit en place la canule de Trendelenburg. La dissection du larynx et de l'œsophage est faite de bas en haut. On suture la plaie œsophagienne, mais pas la peau. Le malade meurt quatre jours après de broncho-pneumonie.

Obs. II. — Foulis. *The Lancet*, 1877, p. 550.

Homme de 28 ans. Sarcome du larynx. Extirpation du larynx sans trachéotomie préalable. Section de la trachée au-dessous du cricoïde. L'opérateur place un tube de vulcanite entrant à frottement dans la trachée et par lequel il continue l'anesthésie. La trachée est suturée à la peau, la plaie laissée ouverte et tamponnée. Guérison opératoire. Mort 19 mois après. Le médecin traitant affirma la guérison complète et attribua la mort à la tuberculose pulmonaire.

Obs. III. — Von Bruns. *Wiener med. Presse*, 1878, p. 1453.

Épithélioma du larynx chez un homme de 54 ans. Opération le 29 janvier 1878. Extirpation du larynx sans trachéotomie préalable. Dissection de bas en haut. Fixation de la trachée à la peau. On place la canule de Trendelenburg qu'on laisse à demeure. Suture de la plaie opératoire. Accidents fébriles durant une semaine. Guérison. Mort de récidive au bout de neuf mois.

Obs. IV. — Bottini. *Annales des maladies de l'oreille et du larynx*, 1878, p. 183.

Homme 48 ans. Néoplasme malin du larynx. Extirpation du larynx sans trachéotomie. La dissection est faite tout entière avec le galvanocautère. Aucune suture, pansement de la plaie à plat. Mort de pneumonie septique sept jours après l'opération.

Obs. V. — Mac Leod. *The Lancet*, 1883, p. 455.

Homme de 35 ans. Papillome tuberculeux. Extirpation du larynx et du corps thyroïde. Pas de trachéotomie préalable. Dissection du larynx qui est saisi avec une érigne et attiré en haut en même temps qu'on sectionne la trachée. Celle-ci est suturée à la peau. On ne place pas de tube tampon, aussi l'opérateur est-il gêné par le sang qui pénètre dans les voies respiratoires. Guérison opératoire. Mort cinq mois après de tuberculose pulmonaire.

Obs. VI. — Novaro, 1883.

Ce chirurgien est cité par tous les auteurs comme ayant fait l'extirpation du larynx sans trachéotomie préalable ; il m'a été impossible de retrouver l'observation complète.

Obs. VII. — Mac Leod. *The Lancet*, 1884, p. 750.

Homme de 54 ans. Sarcome du larynx. Extirpation du larynx,

du pharynx, d'une tumeur du corps thyroïde et des ganglions. L'opérateur, après dissection du larynx, passe un fil dans le cricoïde pour le maintenir élevé, sectionne la trachée qu'il suture à la peau. La plaie opératoire est pansée à plat.

Obs. VIII. — Jordan Llyod. *The Lancet*, 1887, p. 114.

Homme 51 ans. Tuberculose laryngée. Extirpation totale sans trachéotomie préalable. Séparation de la trachée et du larynx par le thermocautère. Introduction dans la trachée d'un gros tube de verre par lequel on continue l'anesthésie. Séparation du larynx et de l'œsophage. Mort de pneumonie au bout de 6 jours.

Obs. IX. — Dupont. *Rev. médicale de la Suisse Romande*, 1887.

Sur ce malade atteint de cancer, Dupont avait imaginé de disséquer la trachée, de la séparer de l'œsophage et après l'avoir sectionnée au-dessous du cricoïde, de la fixer par des points de suture dans l'angle de la plaie. Il ne put mettre son plan à exécution, le malade eut une syncope pendant la dissection des lambeaux cutanés, et l'opérateur fut forcé de faire la trachéotomie.

La respiration rétablie, il termine son opération. Pour éviter la pneumonie il place dans la trachée un tube de caoutchouc rigide qu'il laisse en place plusieurs jours.

La plaie fut pansée à plat. Guérison ; pas de récidive.

Obs. X. — Roux (de Lausanne). *Rev. méd. de la Suisse Romande*, 1887.

Pour un carcinome primaire de l'œsophage, Roux enlève le larynx, la partie supérieure de l'œsophage circulairement, un goitre de petit volume, une grande partie du sympathique. Roux s'est servi du procédé de Dupont, pas de canule-tampon, renversement de la trachée, sa fixation dans un angle de la

plaie, l'œsophage étant fixé dans un angle opposé. Pansement
à plat. Guérison. Récidive.

Obs. XI. — HAYES, AGNEW. *Medical News*, 1887.

Homme de 58 ans. Tumeur épithéliale. Extirpation du larynx.
Dissection de la face antérieure du larynx, séparation de la
trachée de l'œsophage par sonde cannelée, section de la trachée
sur la sonde.

On place dans la trachée un bouchon perforé par l'orifice
duquel passe un tube de verre communiquant par un tube de
caoutchouc avec un entonnoir de verre recouvert d'un linge.
C'est par là qu'on continue l'anesthésie. Dissection complète du
larynx. Bon état durant trois jours. Mort subite le troisième jour.

Obs. XII. — GAIRDNER. *The Lancet*. 1887, p. 925.

Homme 60 ans. Épithélioma, extirpation totale. Dissection
de la face antérieure du larynx, aussi en arrière que possible.
Hémorrhagie abondante. Séparation du cricoïde et du premier
anneau de la trachée dans laquelle on introduit un tube de
plomb s'y adaptant exactement et empêchant le sang d'y
pénétrer. Un tube de caoutchouc est adapté au tube de plomb,
et c'est par lui qu'on continue l'anesthésie. Le larynx enlevé.
Pansement à plat. Le tube de plomb fut laissé en place et fixé
par des cordons derrière le cou. Guérison.

Obs. XIII. — GAIRDNER. *The Lancet*, 1888, p. 1242.

Homme de 62 ans. Diagnostic d'épithélioma porté par examen
microscopique d'un fragment de la tumeur enlevé par voie endolaryngée. Laryngectomie totale.

L'opération fut pratiquée comme précédemment, il n'employa
pas le tube dont il s'était servi précédemment, mais une canule
simple. Guérison.

On pourrait ajouter à ces observations les cas de Bottini et de Maas, où, la trachéotomie étant faite, le larynx fut extirpé sans faire aucun tamponnement.

Le malade de Bottini eut une hémorrhagie abondante, le sang pénétrant dans la trachée provoqua des accès de suffocation inquiétants, et le chirurgien fut sur le point de ne pas terminer l'opération ; cependant l'opéré guérit.

Quant aux malades de Maas, tous ont été trachéotomisés. Ce chirurgien opérait en plaçant ses malades dans la position de Rose sans faire aucun tamponnement.

Enfin deux autres observations, celle de Maydl et de Newmann, sont citées dans le travail de Wasserman, comme laryngectomie sans trachéotomie préalable. En nous reportant à l'indication bibliographique, nous avons constaté que, dans ces deux cas, les opérateurs avaient fait, de parti pris, la section préventive de la trachée.

Les observations qui précèdent montrent l'incertitude des chirurgiens qui cherchaient à enlever un larynx sans faire de trachéotomie. Ils avaient reconnu l'inutilité et même le danger de cette opération palliative ; ils voulaient s'en passer, mais n'ayant aucune règle fixe, et voulant éviter l'introduction du sang dans les voies aériennes, ils eurent recours chacun à un manuel opératoire que leur dictaient les circonstances du moment. Les uns employaient la position de Rose et la proclamaient le procédé de choix ; d'autres, tels que Foulis, Hayes, Agnew et Gairdner employaient un procédé analogue à celui que nous décrivons : ils se servaient de tubes de caoutchouc, de verre, de vulcanite oblitérant complètement la trachée; d'autres enfin se contentaient de fixer la trachée à l'angle inférieur de la plaie en la renversant en avant sans faire de tamponnement. Nulle part on ne trouve de précision dans l'acte opératoire.

En 1890, à la Société de chirurgie, M. Perier publie une observation de laryngectomie sans trachéotomie préalable ; dans ce travail il règle le manuel opératoire, en fixe les différents temps et fait de cette opération, qui présentait tant d'inconnu, une véritable opération d'amphithéâtre.

Il montre la nécessité de solidariser la canule et la trachée, d'en faire un tout permettant d'attirer en avant, et de maintenir au-dessus de la fourchette sternale les tissus et les organes qu'on doit sectionner, de les présenter au bistouri de l'opérateur sans crainte de voir survenir des accès de suffocation. C'est en partie ce qui fait la valeur du procédé, c'est ce qui en constitue le côté original.

Depuis cette époque, de nombreux travaux ont été publiés sur la laryngectomie, et cependant la communication de M. Perier est à peine mentionnée. Pinçonnat, dans sa thèse, cite l'observation, approuve la méthode, mais laisse de côté son étude pour ne s'occuper que des procédés anciens. Mongour, élève de M. Demons, critique le procédé et le rejette comme étant difficile et inefficace. Quant aux Allemands, ils ne font aucune mention du travail de M. Perier, et son nom n'est cité ni dans la statistique de Kraus, ni dans le mémoire plus récent de Kocher, de Berne.

Ayant assisté cette année à cinq extirpations du larynx, par le procédé de M. Perier, je vais exposer les différents temps du manuel opératoire tels que je les ai vu exécuter.

MANUEL OPÉRATOIRE

Il est des cas où le malade chez lequel on se propose de faire la laryngectomi. a subi la trachéotomie, soit qu'elle ait été faite antérieurement comme traitement palliatif, soit que des accès de suffocation inquiétants aient forcé le médecin à faire d'urgence l'ouverture de la trachée. Mais toutes les fois que celle-ci est indemne, il faut faire d'emblé la laryngectomie.

Nous commencerons par étudier le manuel opératoire dans ce dernier cas, et nous indiquerons plus loin les modifications qu'il faut lui faire subir, lorsque la trachéotomie a été faite. Je ne m'étendrais pas ici sur la discussion du procédé ni sur les perfectionnements qu'on peut lui apporter, me réservant de le faire dans un autre chapitre. Je me contenterai de décrire ce que j'ai vu faire dans le service de M. Perier.

Soins préliminaires. — La veille et le matin de l'opération, on fait laver fréquemment la bouche au malade avec de l'eau boriquée pour aseptiser autant que possible la cavité buccale. Au moment de l'opération, les soins antiseptiques ordinaires sont pris; la barbe est rasée, la région lavée au savon et au sublimé, des compresses aseptiques sont placées tout autour du champ opératoire.

L'anesthésie se fait au chloroforme par le procédé ordinaire au moyen d'une compresse appliquée sur la bouche et les narines. Elle est continuée ainsi jusqu'au moment où la trachée est sectionnée.

Tous les instruments ont été stérilisés et préparés à l'avance. Ce sont les instruments ordinaires, pinces à forcipressure, pinces à disséquer et à griffes, pinces de

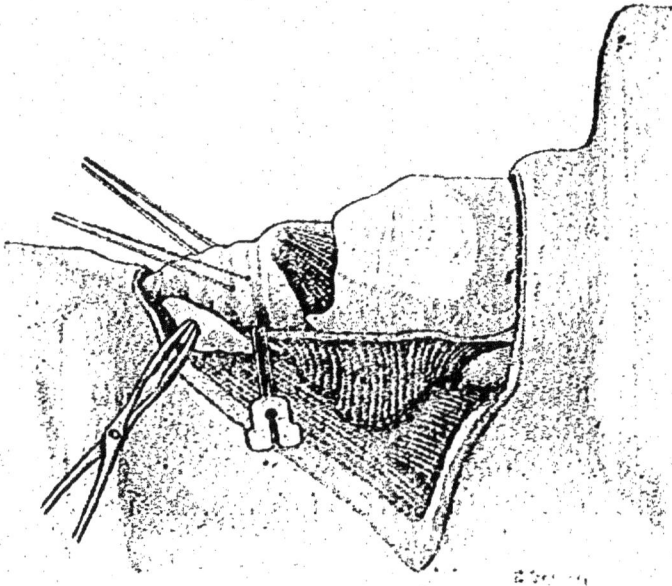

FIG. 1. — Séparation de la trachée et de l'œsophage (1).

Museux, ténaculum, aiguilles, sauf toutefois une canule que M. Perier a fait construire spécialement pour cette opération.

Cette canule est un gros tube métallique en forme de crosse. Elle se termine d'un côté par un téton sur lequel

(1) Nous devons les clichés des figures 1, 2 et 3, extraites du *Traité de chirurgie*, à l'obligeance de M. G. Masson, éditeur.

s'adapte un caoutchouc, de l'autre par une extrémité conique ; sur sa convexité se trouve un petit taquet qui sert à la fixer à la trachée. L'extrémité conique a une longueur de 4 centim. et le diamètre de sa partie moyenne correspond au calibre moyen de la trachée. On a fait construire deux modèles de canule, l'une grosse de 22 millim. pour les hommes, l'autre de 18 millim. pour les femmes. Un gros tube de caoutchouc relie cette canule à un entonnoir destiné à continuer l'anesthésie. Dans le service nous nous servons avec avantage de l'entonnoir métallique de Trendelenburg.

Incisions de la peau. — Tout étant préparé, le malade endormi, on lui place sous les épaules un drap roulé, pour favoriser le renversement de la tête en arrière et étaler aux yeux la région sur laquelle on doit opérer.

Le chirurgien placé à gauche du malade commence une première incision transversale à un travers de doigt au-dessous du bord inférieur du cartilage cricoïde et allant d'un sterno-mastoïdien à l'autre. Cette section ne comprend que la peau.

Une seconde incision parallèle à la première et allant aussi d'un sterno-mastoïdien à l'autre est conduite juste au-dessous de l'os hyoïde. Elle s'enfonce profondément jusqu'à la membrane thyro-hyoïdienne, coupant tout ce qu'elle rencontre, mais respectant cette dernière.

Enfin une troisième incision réunit les deux premières passant par la ligne médiane du larynx et s'arrêtant aux cartilages. Dans ce temps de l'opération, si l'isthme du corps thyroïde apparait et gêne l'opérateur, il est sectionné entre deux pinces.

Dissection. — Ces incisions en double T vont permettre de disséquer deux volets qui, rabattus, laisseront voir les cartilages du larynx et donneront un jour suffisant pour continuer l'opération. On commence la dissection d'un côté en rasant la surface externe des cartilages. On rabat en dehors le premier volet, puis le second. On poursuit cette dissection jusqu'au bord postérieur des lames du cartilage thyroïde, libérant ainsi tout le larynx et permettant de voir l'intervalle qui sépare la trachée de l'œsophage. On sectionne les insertions thyroïdiennes et cricoïdiennes des constricteurs du pharynx, de sorte que le larynx est libéré sur toute son étendue, et n'est plus relié au conduit alimentaire que par du tissu cellulaire au niveau de la trachée et par la muqueuse au niveau des replis épiglottiques.

L'hémostase est faite au fur et à mesure pendant le cours de l'opération. Il n'y a d'ailleurs que peu de vaisseaux à lier, l'artère laryngée supérieure, le corps thyroïde, et quelques artérioles.

Section de la trachée. — Le larynx libre sur les parties latérales, l'hémostase étant complète, on passe, avec l'aiguille de Reverdin courbe, deux gros fils de soie dans les premiers anneaux de la trachée de chaque côté. Ces fils de soie solides ne traversent pas, si possible, la muqueuse trachéale et sont liés en anse.

A ce moment le chirurgien introduit une sonde cannelée entre la trachée et l'œsophage qu'il sépare. Les deux fils sont confiés à un aide et légèrement tirés en avant. Celui chargé de l'anesthésie enlève la compresse et

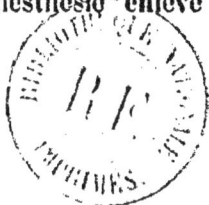

abandonne sa place ; se porte à distance en face et à droite
du chirurgien, tenant préparée la grosse canule conique
dont nous avons parlé. D'un seul coup de bistouri, l'opérateur sectionne la trachée sur la sonde cannelée, il enfonce

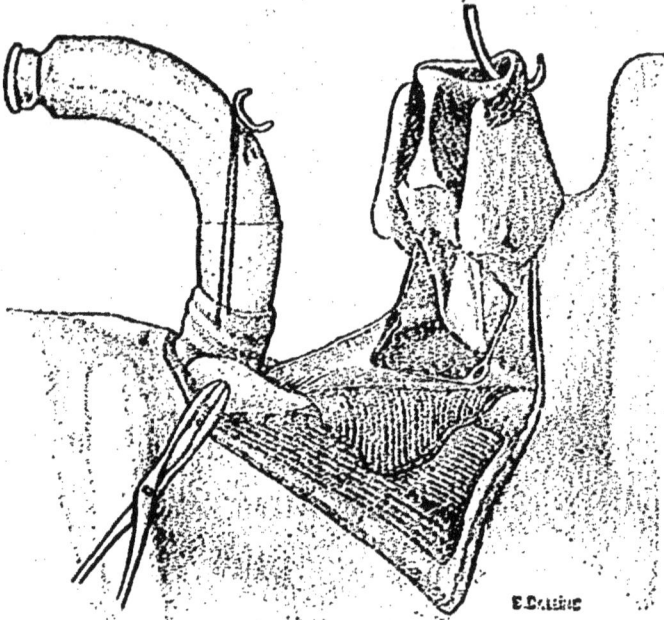

FIG. 2. — Dissection et extirpation du larynx.

la canule jusqu'à ce qu'elle oblitère complètement l'orifice
trachéal et noue solidement les deux fils sur le taquet.
Pas une goutte de sang n'a coulé dans les voies respiratoires. Grâce à la ligature, canule et trachée ne forment
plus qu'un tout ; le chirurgien a toute facilité pour terminer la dissection du larynx, et le chloroformisateur,
adaptant l'entonnoir à la canule au moyen d'un tube de
caoutchouc, continue l'anesthésie.

Ce temps de l'opération doit être exécuté rapidement pour éviter les accès de suffocation que provoquent toujours les tractions qu'on exerce sur le larynx.

Quelquefois, et le cas s'est présenté dans l'observation XIX, il est impossible de passer la sonde cannelée entre la trachée et l'œsophage, il faut promptement y renoncer et aller vite. On ouvre largement la trachée en travers pendant que l'aide tirant sur les fils la renverse en avant; la section est alors achevée avec prudence et la canule mise en place. Ce moyen, dangereux parce qu'il permet de blesser l'œsophage, doit être évité chaque fois que la chose est possible.

Dissection et extirpation du larynx. — Le chirurgien n'ayant plus à craindre l'entrée du sang dans les voies aériennes, et la respiration se faisant bien, il saisit le larynx avec une pince de Museux, un ténaculum ou un fil lié en anse, l'attire en avant et dissèque de bas en haut sans s'occuper des artères thyroïdiennes séparées du champ opératoire par le constricteur inférieur du pharynx rejeté au dehors. Le larynx ne tient plus que par sa partie supérieure. On sectionne alors la membrane thyro-hyoïdienne, les cornes du cartilage thyroïde et l'épiglotte, qui est laissée en place. Enfin la séparation est complète quand on a coupé la muqueuse au niveau du bord libre des replis aryténo-épiglottiques. J'ai dit qu'on sectionne la base de l'épiglotte; toutefois si elle paraît suspecte ou qu'on constate son envahissement par le néoplasme, il ne faut pas hésiter à l'enlever en totalité.

Sutures. — Nous avons ainsi une vaste plaie dans

laquelle s'abouche en bas la trachée, en haut l'orifice supérieur du pharynx. Pour permettre une guérison plus
rapide et aussi pour éviter les accidents pulmonaires,
M. Perier, contre l'avis des chirurgiens allemands et
anglais, suture la plaie.

Il commence, l'hémostase définitive une fois faite, par
suturer l'orifice du pharynx aux lèvres de l'incision trans-

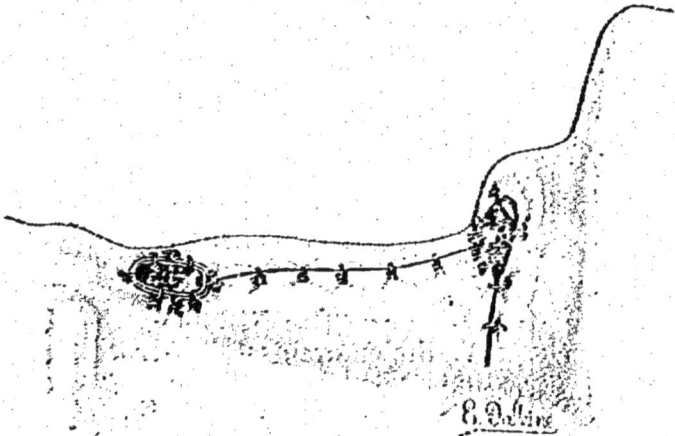

FIG. 3. — Sutures.

versale supérieure. Si l'épiglotte a été enlevée en totalité,
il place des sutures qui réunissent la peau à la base de la
langue ; sur les parties latérales, les deux bords de l'incision sont unis directement l'un à l'autre. Il faut en tout
cas faire en sorte de diminuer autant que possible l'ouverture du pharynx si l'on veut voir la déglutition se
rétablir promptement.

Les sutures de l'incision longitudinale ne présentent
rien de particulier, ce sont des points séparés s'enfonçant
assez profondément pour ne pas laisser de cavité derrière

la peau et affronter aussi parfaitement que possible les deux lèvres de la solution de continuité.

La plaie est presque complètement fermée, on n'a plus à craindre l'introduction du sang dans les voies aériennes, le moment est venu de retirer la canule et de fixer la trachée dans sa nouvelle position. Les fils dénoués, et

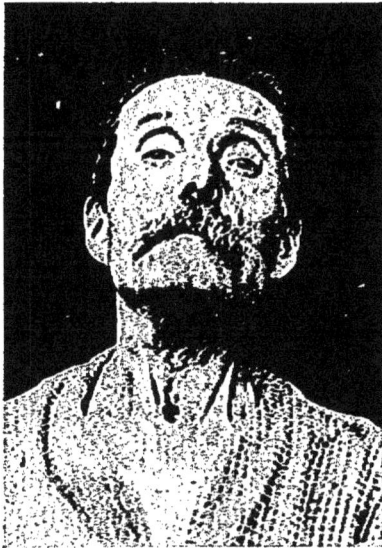

FIG. 4. — Résultat opératoire. Obs. XV.

l'aide par une traction modérée maintenant le renversement en avant du conduit aérien, le chirurgien unit, par une couronne de points séparés, le pourtour de l'orifice trachéal à la peau. La demi-circonférence du conduit est réunie à la lèvre inférieure de l'incision transversale pratiquée au début de l'opération à ce niveau; la demi-circonférence postérieure est suturée à la lèvre supérieure de cette même incision. Deux points sur les parties latérales complètent l'affrontement.

Le pansement est des plus simples, on place un tampon de coton sur l'orifice du pharynx pour arrêter les liquides qui pourraient sortir de la cavité buccale. Les sutures sont recouvertes de gaze iodoformée et d'une légère couche de coton aseptique ; le tout est maintenu en place par une bande de makintosh assez fortement serrée. On peut substituer à ce pansement sec un pansement humide, qui, lui aussi, donne de bons résultats. Il se fait en maintenant des compresses aseptiques trempées dans la solution de chloral au 1/100 appliquées directement sur la plaie.

En avant de l'orifice trachéal, on place une sorte de bavette formée de plusieurs doubles de mousseline humectée de chloral et de créosote.

Le malade est alors reporté dans son lit, et placé, autant que possible, dans le décubitus latéral.

Si pour une raison quelconque le malade a subi la trachéotomie, les divers temps de l'opération sont un peu modifiés. L'opéré est anesthésié au moyen de l'entonnoir métallique communiquant avec une canule trachéale ordinaire par un tube de caoutchouc. Ce procédé est celui que nous avons vu employer dans les différents cas dont nous avons été témoin; mais M. Perier a fait construire un appareil spécial permettant de faire l'anesthésie tout en oblitérant complètement l'orifice fait à la trachée.

Cet appareil se compose :

1º D'une canule à trachéotomie modifiée ; 2º d'un téton sur lequel pivote le manche de l'instrument.

La canule se rapproche beaucoup par sa forme des canules à trachéotomie ordinaires, mais son pavillon est beaucoup plus étroit, il a une forme losangique à grand diamètre vertical, et présente comme dimensions 12 millim. (petit diamètre), 26 millim. (grand diamètre).

Dans l'orifice de la canule s'adapte un embout métallique y entrant à frottement doux et pouvant tourner librement autour de son axe.

Cet embout porte à son extrémité un pas de vis. On voit donc que cette canule est constituée de deux parties distinctes, la canule proprement dite et son embout.

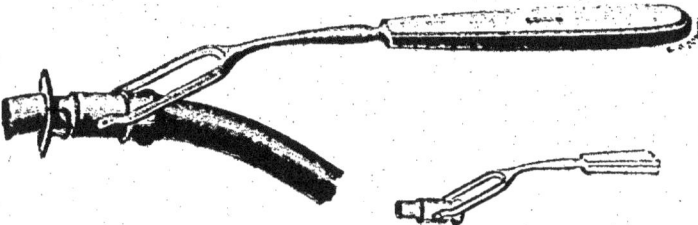

Fig. 5. — Canule pour la trachéotomie.

On a fait construire une série de canules de diamètres différents, chacune portant son embout spécial, toutefois le pas de vis est le même pour tous les modèles.

Le téton sur lequel se fixe un tube de caoutchouc communiquant avec l'entonnoir à anesthésie, se visse sur l'embout de la canule et porte sur sa partie moyenne deux petits pivots sur lesquels sont adaptées les deux branches d'une fourche. Cette fourche se termine par un manche semblable à celui d'un bistouri ; elle sert à maintenir et à mouvoir l'instrument. Pour se servir de l'appareil, on choisit une canule d'un calibre suffisant pour oblitérer l'orifice de la trachéotomie, on la met en place et on introduit l'embout muni du téton et de la fourche. L'aide maintient l'instrument au moyen du manche et a soin d'exercer une légère pression.

Le pavillon étroit de la canule permet au chirurgien de disséquer tout au pourtour, et cependant très près de la ligne médiane; appliquée directement et fortement sur les tissus il ne laisse pas le sang pénétrer dans la trachée, et la mobilité de l'embout dans la canule laisse l'aide libre de changer de position pour ne pas gêner l'opérateur.

Nous n'avons pas eu l'occasion d'employer ce nouvel instrument, mais nous croyons que tel qu'il est construit, il peut rendre de grands services.

Chez ces malades trachéotomisés les lignes d'incision se font comme précédemment avec cette différence que l'incision longitudinale contourne les bords de l'ouverture trachéale.

La dissection est plus laborieuse surtout si la trachéotomie est faite depuis un certain temps. Il s'est formé tout autour de l'ouverture de la trachée du tissu de cicatrice quelquefois très abondant qui ne permet plus de reconnaître les rapports, et gêne l'opérateur.

Cette difficulté peut être facilement surmontée avec un peu d'attention, et la dissection se continue comme dans les cas où l'extirpation est faite d'emblée. Le larynx une fois libéré sur les parties latérales et l'hémostase faite aussi complètement que possible, on retire la canule trachéale, on sectionne la trachée sur la sonde cannelée d'un seul coup de bistouri, on met en place la grosse canule conique, et à partir de ce moment, l'opération se continue telle que nous l'avons décrite précédemment.

Avant de terminer ce chapitre de médecine opératoire, je signalerai un procédé de laryngectomie sans trachéotomie préalable décrit dans le travail de Wasserman. Ce procédé, qui n'a été employé que sur des animaux, est dû à Gluck et Zeller.

Ces opérateurs pratiquent ce qu'ils appellent la section prophylactique de la trachée. « Pour cela, ils font une inci-
« sion transversale de la peau au niveau du troisième ou
« quatrième anneau de la trachée et le coupent à ce niveau.
« Le bout inférieur est fixé le plus loin possible de la ligne
« médiane; le mieux est de le fixer dans un interstice mus-
« culaire latéral créé artificiellement. Le bout supérieur
« est fixé sur le côté opposé, et dans l'intervalle qui existe
« entre les extrémités des deux conduits, on réunit la
« peau par des points de suture. Quand la plaie est cica-
« trisée, on procède à l'extirpation du larynx. Les muco-
« sités et les sécrétions buccales s'écoulent par le bout
« supérieur de la trachée, et ne tombent pas dans
« l'orifice inférieur communiquant avec les poumons.
« Dans une troisième intervention, on suture les deux ou
« trois premiers anneaux de la trachée restants au tronc
« principal. »

Les chiens opérés de cette façon ont tous guéri et n'ont pas eu d'accidents pulmonaires.

Je cite ce procédé sans aucune appréciation, n'en connaissant pas la valeur. Toutefois, il me paraît difficile de réunir les deux bouts de la trachée sans provoquer une sténose cicatricielle qui peut donner lieu à des accidents respiratoires graves.

SOINS CONSÉCUTIFS

Il est peu d'opérations où les soins consécutifs acquiè-
rent une importance aussi grande que dans la laryngectomie. On se trouve, en effet, en présence d'un malade qui
reste pendant deux ou trois jours dans un état nauséeux
qui le prive de toutes ses facultés; il est en outre sujet
à des accès de suffocation qu'il faut savoir prévenir et
éviter.

Aussi une condition que je crois indispensable pour
conduire à bien l'opéré, c'est l'isolement complet, loin
du bruit de la salle commune, dans une chambre spéciale.
Il faut placer près de lui une infirmière intelligente et
dévouée qui ait une grande habitude des malades, qui
sache deviner ce dont le laryngectomisé a besoin, et
suivre avec exactitude les prescriptions du chirurgien.
Un oubli de sa part peut laisser éclater des accidents
mortels qu'une surveillance attentive aurait pu éviter.

Nous avons dit, au chapitre du manuel opératoire, que
le malade devait être placé dans le décubitus latéral.
C'est qu'en effet, les premiers jours qui suivent l'opération, le malade ne réagissant pas aux excitations exté-
rieures peut laisser pénétrer dans sa trachée des liquides
provenant du suintement de la plaie, il peut permettre
aux sécrétions bronchiques de stagner, de s'accumuler et
de provoquer des accès de suffocation redoutables. Le
simple décubitus latéral permet l'écoulement de tous les

liquides. Quelquefois cependant la position seule ne suffit pas, et si on entend un gargouillement trachéal trop prononcé, ou si le malade se cyanose, il faut sans tarder introduire dans la trachée un écouvillon qui provoque un effet de toux favorable.

J'ai vu plusieurs fois, dans la journée de l'opération ou celle qui la suit, les malades se cyanoser et la respiration se suspendre, sans qu'il y ait aucun obstacle mécanique, sans que la trachée soit obstruée. Il s'agit là de phénomènes inhibitoires dus aux tiraillements et à la section des nerfs laryngés. Cet accident, qui peut être fatal si le malade est sans surveillance, n'est que passager, si on a soin d'exciter les réflexes par un écouvillonnage de la trachée. Ce procédé, que nous avons employé dans plusieurs cas, nous a toujours réussi.

Le pansement, comme nous l'avons vu, se compose de deux parties; le pansement pharyngé et le pansement trachéal. Le pansement pharyngé ou plutôt pharyngo-cervical, est un pansement sec dans la plupart des cas. Mais si on soupçonne une antisepsie imparfaite, ou s'il y a rougeur de la plaie, si on aperçoit le moindre degré d'infection, il faut substituer au premier, le pansement humide à la solution de chloral au 1/100. La bande de makintosh qui sert à fixer le pansement doit être assez serrée, car il faut empêcher à tout prix que les mucosités buccales ne viennent souiller la plaie ou tomber dans la trachée. Les pansements doivent être fréquemment renouvelés, cinq ou six fois dans la journée, mais à ce sujet, il est difficile de fixer des règles absolues. La fréquence du pansement est subordonnée à l'abondance de la salivation; il ne faut jamais laisser couler les sécrétions buccales autour du tampon obturateur, il faut, si la chose arrive, les enlever avec soin et laver la plaie au chloral ou au naphtol camphré.

Tel est le pansement que j'ai vu appliquer constamment dans le service. Mais depuis les dernières observations, M. Perier emploie pour le pansement des plaies, le stérésol, vernis alcoolique à base de gomme laque, qui, adhérant aux muqueuses aussi bien qu'à la peau, pourrait peut-être rendre de grands services dans le pansement des laryngectomies. On devrait l'appliquer de la façon suivante : recouvrir la plaie d'une légère couche de ouate hydrophile qu'on badigeonne au stérésol ; en étendre directement une légère couche aux points d'union des muqueuses et de la peau, et laisser librement ouvert l'orifice œsophagien ou l'oblitérer simplement avec un tampon de coton que le malade peut retirer lui-même quand bon lui semble. De cette façon la plaie serait complètement isolée de la cavité buccale, le pansement pourrait rester en place une huitaine de jours sans être changé et on ne craindrait aucune infection venant de dehors.

Le pansement de l'orifice trachéal ne présente rien de spécial. Il faut avoir soin de le maintenir dans un état d'humidité constante, soit au moyen du chloral, soit en y ajoutant quelques gouttes de glycérine créosotée. Les premiers jours qui suivent l'opération, il est bon de pulvériser dans la chambre une émulsion d'eucalyptol. Le pulvérisateur à vapeur rend dans ce cas de grands services, car il charge l'atmosphère d'humidité et de produits antiseptiques qui contribuent dans une certaine mesure à protéger le poumon contre les dangers de l'infection.

Malgré toutes les précautions, la suppuration peut apparaitre. Les téguments prennent une teinte lie de vin, les fils sectionnent la peau, la plaie devient béante. Dès qu'on aperçoit une trace d'inflammation, il ne faut pas hésiter à enlever un ou deux points de suture pour toucher la plaie avec un tampon de coton imbibé de naphtol camphré et courir à la recherche de la dernière goutte de pus. Quelquefois deux ou trois pansements suffisent; mais quand l'infection progresse, on doit désunir complètement la plaie et la panser à plat. Ce procédé, qui retarde beaucoup l'époque de la cicatrisation, est le seul qui permette d'éviter des accidents plus graves. C'est dans ce cas que la canule est utile. Mise en place pendant la durée du pansement, on peut laver la plaie avec les antiseptiques sans crainte d'en voir pénétrer dans les voies aériennes. On se conduit alors comme vis-à-vis d'une plaie de toute autre région qu'on peut irriguer, nettoyer avec la plus grande facilité. Le malade lui-même arrive à la tenir en place et renouvelle son pansement chaque fois que le besoin s'en fait sentir.

La nourriture est donnée au début par une sonde de Nélaton introduite chaque fois dans l'orifice œsophagien.

Le premier jour, le malade ne prend que très peu de champagne; deux ou trois cuillerées à soupe lui sont administrées vers le soir. Si le malade se plaint avec trop d'insistance de sécheresse de la bouche, on peut lui permettre de sucer de très petits fragments de glace.

Il importe avant tout de ne pas surcharger l'estomac

dans les premiers jours qui suivent l'opération. Ces
opérés sont en effet pendant assez longtemps sous l'influence de nausées provoquées par le chloroforme. Mais
il est impossible à un laryngectomisé de vomir, puisqu'il
ne peut oblitérer ses voies respiratoires, condition indispensable à l'effort. Il conserve donc dans son estomac
une quantité de matériaux nuisibles qui ne peuvent
s'éliminer que peu à peu par d'autres voies et produisent
par leur séjour cet état pénible et anxieux que nous avons
remarqué chez tous nos malades. Peut-être aussi pour-
rait-on trouver là la raison de ces accès de suffocation
sans cause mécanique, l'excitation du pneumogastrique
au niveau de la muqueuse stomacale provoquant par
réflexe un arrêt de la respiration.

Dès que le mieux se prononce, on augmente la dose
de champagne, et on administre en même temps des
bouillons, potage, poudre de viande. On a soin de faire
coïncider autant que possible l'heure des repas et des
pansements. La cicatrisation de la plaie se faisant assez
rapidement, il ne faut pas prolonger trop longtemps
l'usage de la sonde œsophagienne, et nourrir le malade
par la bouche dès que la chose est possible. Pour cela il
suffit de maintenir avec le pouce un tampon de coton
sous l'orifice œsophagien pendant la déglutition. Les
malades se prêtent très bien à ce mode de fermeture
temporaire et ne tardent pas à le pratiquer eux-mêmes,
et très facilement. Par ce procédé ils avalent non seulement les liquides, mais aussi des solides. Le malade de
l'observation XV a commencé à se nourrir lui-même
sans le secours de la sonde dès le second jour après
l'opération et dès le sixième jour il avalait les solides.

ACCIDENTS ET COMPLICATIONS

Nous nous sommes étendu au chapitre précédent sur un certain nombre d'accidents, la cyanose et la suppuration. Nous n'y reviendrons pas et nous ne nous occuperons ici que des complications que nous avons observées ou que nous avons trouvées signalées dans différents cas.

Un certain nombre de malades succombent les premiers jours de l'opération à un accident qu'on voit désigné sous le nom de collapsus, épuisement nerveux, shock opératoire.

Stoerk, dans un mémoire, a donné une explication du shock chez les laryngectomisés. Pour cet auteur, la mort surviendrait ici par un arrêt du cœur. Cet arrêt serait causé par la destruction du rameau cardiaque du pneumogastrique, qui quelquefois chemine le long de la paroi postérieure du larynx, au lieu d'accompagner les gros vaisseaux.

Quoique cette explication repose sur l'existence problématique d'une anomalie anatomique, elle doit être prise en considération. Cependant, je crois, que pour expliquer les cas de mort subite si fréquents chez les laryngectomisés il faut s'appuyer sur les théories de Paul Bert, incriminer surtout la sidération des centres nerveux par excitation, soit des nerfs laryngés, soit des nerfs stomacaux du pneumogastrique; et dans ce cas l'état nauséeux dont nous avons parlé, n'est peut-être pas étranger à cet accident. Paul Bert, dans la physiologie comparée de la respiration, nous dit : « La mort « subite par excitation galvanique des pneumogastriques « et laryngés doit être la conséquence simple d'une sidé- « ration des centres nerveux, consécutive à leur exci- « tation exagérée par voie centripète. »

Et il ajoute : « Je suis persuadé que, dans beaucoup « de cas où l'on a attribué la mort à l'asphyxie, à la « syncope, la raison véritable en était dans la sidération « du nœud vital par excitation périphérique. C'est ce « qui peut arriver par exemple lors de l'introduction « dans le larynx de certains corps étrangers, incapables « par leur volume d'oblitérer les voies aériennes. C'est « peut-être encore la raison de la mort qu'on a parfois « observée après la cautérisation ammoniacale du larynx. « *Enfin je ne puis m'empêcher de rapprocher de ces faits* « *la mort qui survient assez fréquemment à la suite de* « *l'ingestion de boissons froides, et surtout de glace ; il* « *est permis de se demander si les rameaux stomacaux* « *du pneumogastrique n'ont pas la même susceptibilité* « *que les rameaux bronchiques.* »

« L'hémorrhagie secondaire, dit M. Heydenreich, est l'un des grands inconvénients de la laryngectomie, et les observations qui signalent cette cause de mort ne sont point rares. » Pour notre part, nous n'avons jamais vu survenir cet accident ; d'ailleurs la réunion de la plaie par première intention, qu'on obtient par le procédé de M. Perier, en met à l'abri.

M. Terrier a signalé un cas de mort consécutive à

l'œdème des bords de la·trachée, d'autres ont ac·
cusé l'aplatissement de celle-ci par renversement en
avant. Ces deux accidents n'ont pas grand inconvénient
quand on en est prévenu. Il suffit, pour y remédier, de
placer dans la trachée une canule ordinaire à trachéotomie qui maintient béant l'orifice.

Mais ce qui donne à la laryngectomie une gravité si
grande, ce qui entraîne tant d'opérés, et fait que la mor-
talité reste toujours si élevée : c'est la broncho-pneumonie. Les chirurgiens ne sont pas d'accord sur la cause
de cette complication. Pendant que presque tous les
auteurs croient qu'il s'agit là d'une infection directe par
les sécrétions septiques de la plaie opératoire tombant
dans la trachée, M. Demons l'attribue à l'air froid pénétrant dans les voies aériennes sans être chauffé par son
passage à travers la cavité buccale. M. Terrier, d'un
autre côté, croit que ces accidents pulmonaires sont dus
surtout à l'introduction des microbes de l'atmosphère
qui arrivent tous aux poumons sans avoir été tamisés par
un passage à travers les fosses nasales. Enfin Schuller
établit par des expériences que les produits septiques
sont seuls capables de provoquer l'inflammation des
voies respiratoires. Quoi qu'il en soit, c'est pour se mettre
à l'abri de ce redoutable accident et éviter les différentes
causes que nous venons de signaler que M. Perier ferme
la plaie par des sutures. Il évite ainsi l'écoulement des
liquides septiques dans la trachée et en outre il tamise
l'air qui arrive jusqu'aux poumons par une mousseline
antiseptique imbibée de créosote. Aussi, sur les six observations que nous présentons ne trouve-t-on qu'une

seule mort par pneumonie. Et encore s'agissait-il dans le cas particulier d'un cancer extra-laryngé, ayant nécessité l'extirpation du larynx et du pharynx tout entier. Le corps thyroïde était envahi par le néoplasme et la réunion des parties molles avait été très incomplète.

Dans un cas de nos observations, on trouvera signalée une mort par hémorrhagie cérébrale. Il s'agit là d'une coïncidence que rien ne pouvait faire prévoir ; et la mort ne peut être imputable à l'opération elle-même.

CRITIQUE DU PROCÉDÉ

Le but que se propose le procédé que nous venons de décrire est d'éviter les grands écueils de la laryngectomie, c'est-à-dire les accidents septiques du côté du poumon, les hémorrhagies et l'introduction du sang dans les voies aériennes, enfin le shock opératoire. C'est pour cela qu'on supprime la trachéotomie, qu'on suture la trachée à la peau, qu'on fait une réunion parfaite de la plaie. Mais pour se rendre compte du progrès accompli, reprenons un à un les différents temps de l'opération, comparons-les avec ce qui a été fait jusqu'alors, et voyons s'il n'y aurait pas quelques perfectionnements à apporter à la méthode.

La trachéotomie a été faite par presque tous les chirurgiens qui ont pratiqué l'extirpation du larynx, soit immédiatement, soit quinze jours ou trois semaines avant l'opération. M. Perier l'a complètement rejetée du manuel opératoire, la croyant dangereuse ou tout au moins inutile. Faite quinze jours avant l'opération, la trachéotomie peut être cause de broncho-pneumonie septique au même titre que la laryngectomie elle-même. On a dit que le tissu de cicatrice qui se formait autour de la canule maintenait la trachée et l'empêchait de descendre plus bas ; mais à quoi bon cette précaution quand la trachée est suturée à l'angle inférieur de la plaie. Si, comme le dit M. Schwartz, « la trachéotomie préventive permet au malade débilité par une respiration précaire de reprendre des forces », elle permet aussi au néoplasme de progresser, d'envahir les lèvres de la plaie trachéale, d'oblitérer la trachée elle-même. Des hémorrhagies mortelles (Krishaber) ont été causées par le contact prolongé de la canule et du néoplasme. Enfin la laryngectomie d'emblée évite cette double séance opératoire toujours très pénible pour le malade.

Ces objections ne s'appliquent pas à la trachéotomie faite immédiatement avant la laryngectomie, mais l'on crée toujours à la partie supérieure de la trachée une plaie longitudinale qui gêne l'opérateur pendant l'extirpation. Aussi recommandons-nous, quand on a la main forcée par une asphyxie menaçante, de pratiquer la trachéotomie inter-crico-thyroïdienne de préférence à la section sous-cricoïdienne de la trachée.

La seule utilité de la trachéotomie préalable, en dehors des cas d'urgence, est de permettre le tamponnement de la trachée par les canules tampon. Mais ces dernières ont de nombreux inconvénients, comme nous le verrons tout à l'heure, et M. Perier, en les remplaçant par une canule spéciale, a supprimé par là même la seule raison d'être de la trachéotomie.

Revenons maintenant aux différents temps de l'opération.

Nous ne dirons rien des incisions de la peau. Les uns font des incisions en L, d'autres en T, d'autres en double T. Tout cela est laissé à l'initiative des chirurgiens.

Ce qu'il faut, c'est faire des incisions donnant un jour suffisant.

Pendant la dissection des parties latérales du larynx, il importe de faire l'hémostase à mesure en pinçant et liant chacun des vaisseaux qui saignent. On n'a pas à craindre les gros troncs vasculaires, si on se tient toujours très près des cartilages, ceux qu'on sectionne sont peu abondants. Nous n'avons jamais vu ces hémorrhagies terribles dont parlent Bottini et Billroth, et « Langenbeck « a prouvé qu'il est possible non seulement d'enlever « tout le larynx sans verser beaucoup de sang, pourvu « qu'on ait la précaution de lier chaque vaisseau avant « de le diviser, mais encore les ganglions sous-maxil- « laires des deux côtés, l'os hyoïde, et des parties « de la langue, du pharynx et de l'œsophage » (Solis Cohen).

La dissection doit se faire au bistouri, il faut rejeter absolument la dissection au thermocautère telle que Bottini l'a recommandée. Par ce procédé on n'a pas de sang, il est vrai, mais on produit des eschares entrainant de longues suppurations toujours à craindre, et on risque de perforer l'œsophage en plusieurs points si on approche le fer rouge trop près de ses parois. Le bistouri est préférable, car il permet une réunion par première intention, et en procédant avec soin on n'a pas, quoi qu'on dise, à redouter d'hémorrhagie sérieuse.

Le point délicat de la laryngectomie est la section de la trachée et son oblitération par la canule. Aussi « l'in- « géniosité des chirurgiens a-t-elle cherché à assurer « de la façon la plus parfaite la non-introduction des

« liquides dans les voies respiratoires. Les uns ont
« employé une canule obturatrice, les autres ont mis le
« malade dans la position de Rose, d'autres ont appliqué
« dans la trachée, au-dessus de la canule, une éponge for-
« tement serrée (Schwartz) ».

De toutes les canules obturatrices, la plus ingénieuse
et la plus parfaite est, sans contredit, la canule de Trendelenburg. Mais celle-ci, malgré son perfectionnement,
présente de nombreux défauts. Billroth, après l'avoir
essayée y voit une foule d'inconvénients et ajoute qu'il a été
plutôt géné que servi par cette canule. Bottini se range
à son avis et il dit : « Si le sac se distend comme il faut,
« il distend trop le calibre de la trachée et le malade ne
« peut la supporter; si le manchon est réduit assez pour
« être toléré, le sang s'insinue entre les membranes
« obturatrices et la trachée, augmentant ainsi les dangers
« qu'on voulait éviter. » En outre, la canule de Trendelenburg présente les inconvénients de toutes les
canules, celui de se laisser oblitérer facilement par les
sécrétions bronchiques. Alors peuvent survenir ces
accès de suffocation qu'on a vus si souvent provoquer la
mort. Un malade de M. Labbé succomba ainsi.

Comme le dit M. Schwartz : « Malgré toutes les pré-
« cautions, il reste toujours au-dessus de l'endroit où
« commence le ballon élastique, un espace situé entre
« la trachée et la portion libre de l'instrument, cet espace
« naturellement déclive reçoit tous les liquides qui
« découlent d'en haut » ; et cependant il est important
d'avoir là une asepsie parfaite. Enfin, un autre danger

de la canule de Trendelenburg provient de sa fragilité. La membrane de caoutchouc peut se rompre, le malade ne pas s'en apercevoir, le sang alors s'accumuler dans la trachée et provoquer l'asphyxie ; c'est ce qui est arrivé dans un cas opéré par Bœckel.

On a cherché à éviter les inconvénients de la canule de Trendelenburg, en plaçant autour d'une canule à trachéo-tomie ordinaire des éponges formant tampon. C'est ce qu'ont fait Gussenbauer, Czerny, Michael, Kocher, mais le résultat obtenu est bien minime. On a toujours les défauts inhérents à toutes les canules et l'éponge, si serrée soit-elle, finit toujours par s'imbiber et laisse suinter les liquides jusque dans la trachée.

Quant à la position de Rose employée par quelques opérateurs, Bottini, Maas, etc., elle ne parait pas avoir donné des résultats très favorables. Ces chirurgiens ont toujours été gênés par le sang qui pénétrait dans les voies aériennes, et dans toutes les observations on trouve signalés des accès de suffocation inquiétants survenant au cours de l'opération. En outre, cette position trop longtemps prolongée, ne peut-elle pas produire des accidents cérébraux ?

Tous ces moyens employés pour prévenir l'introduc-tion du sang dans la trachée sont loin de réaliser le but qu'ils se proposent. L'emploi de la canule de M. Perier et la suture de la trachée à la peau remédient à tous les inconvénients en les remplaçant avec avantage.

Les chirurgiens se sont préoccupés de savoir si dans l'extirpation on devait enlever le larynx en totalité ou laisser l'épiglotte. En conservant l'épiglotte, dit Solis

Cohen : « on s'oppose dans une certaine mesure à la chute
« des aliments dans le conduit aérien ». C'est là une
considération dont il faut tenir compte, mais je crois,
en m'appuyant sur nos observations, que ce qui nuit à
la déglutition et favorise surtout l'introduction des aliments dans les voies aériennes, c'est la trop grande
ouverture du pharynx. Presque toujours, l'épiglotte se
rabat en dehors du pharynx, n'arrête rien, n'empêche
rien. Il ne faut pas craindre de la sacrifier si elle paraît
suspecte.

Dans la séparation du larynx et du conduit alimentaire, la dissection est faite tantôt de bas en haut, tantôt
de haut en bas. La partie supérieure de la trachée au
niveau de sa section n'étant réunie à l'œsophage que par
du tissu cellulaire lâche, il nous paraît préférable et plus
facile de commencer la dissection par ce point, plutôt que
de la faire en débutant par la partie supérieure où il y
a continuité entre la muqueuse pharyngée et laryngée,
et où rien n'indique le point où doit porter la section.

Hache, dans une revue critique recommande : « de
laisser la plaie béante et strictement tamponnée avec la
gaze ». M. Schwartz et presque tous les auteurs écri-
vent dans le même sens. Tel n'est pas l'avis de M. Perier
qui attache aux sutures une importance capitale. Ce
n'est pas seulement l'introduction du sang dans les
poumons qui peut causer des accidents pulmonaires,
mais aussi toutes les sécrétions buccales, tous les suin-
tements fétides de la plaie, qu'un tamponnement ne
saurait arrêter. Comme le dit Schuller : « il ne suffit pas
« de régler la position du sujet et de faire le tamponne-

« ment de la trachée, mais il faut prévenir la décompo-
« sition septique des sécrétions en veillant à une asepsie
« aussi parfaite que possible de la cavité buccale et pha-
« ryngée ». Cette opinion de Schuller n'est pas une vue
théorique, elle est appuyée sur l'expérimentation. Le
meilleur moyen d'obtenir cette asepsie est de faire
une réunion par première intention.

La suture de la trachée place l'orifice de l'arbre aérien
dans une situation telle que les liquides ne peuvent y
pénétrer que difficilement, elle évite la rétraction trop
prononcée de la trachée, elle supprime la canule de Trendelenburg sur les inconvénients de laquelle nous ne
reviendrons pas.

Depuis longtemps, certains chirurgiens suturaient la
trachée à l'angle inférieur de la plaie cutanée, mais le but
qu'ils se proposaient était de fixer simplement le tube aérien
et d'empêcher sa descente. Cependant Gussenbauer, qui
faisait toujours la trachéotomie préventive, s'était déjà
aperçu que la suture de la trachée réalisait une chance
de moins d'infection et il insiste sur l'affrontement de la
muqueuse trachéale et de la peau, disant : « que ce rap-
« prochement amène la réunion par première intention,
« et l'adhérence étroite de la trachée à la commissure
« inférieure de la plaie du cou, d'une importance consi-
« dérable dans la suite ».

Quant à la plaie pharyngée, M. Perier n'en suture
qu'une partie, laissant ouvert un orifice pour l'adaptation
d'un appareil prothétique. Il importe de laisser cette
ouverture aussi petite que possible ; d'abord il est plus
facile d'empêcher l'écoulement des sécrétions buccales,

et en second lieu l'alimentation devient possible dès les
premiers jours sans avoir recours à la sonde œsophagienne.

Dans notre observation XVII, nous avons vu tous les
inconvénients résultant d'une ouverture trop large du
pharynx. Toutefois il serait peut-être bon d'employer le
procédé dont se sert Bardenhauer et qui supprime tout
orifice. « Cette modification consiste à établir une sorte
« de toit protecteur entre la cavité buccale et la plaie
« opératoire. Pour cela, on isole la paroi antérieure de
« l'œsophage d'une part, et la muqueuse sous-jacente à
« l'épiglotte d'autre part, aussi loin que faire se peut,
« et la tumeur une fois enlevée, on les suture. Au
« besoin on avive les bords de l'épiglotte pour la suturer
« à l'œsophage. » Ce procédé, qui a donné à Bardenhauer quatre succès sur quatre opérés, est recommandé
par Poppert.Cet auteur rejette toute prothèse laryngée,
disant que les sujets laryngectomisés peuvent par l'habitude acquérir une voix suffisante; et Schmidt, en effet,
cite le cas d'un malade qui prononçait distinctement
les mots en faisant vibrer sa langue et son voile du
palais.

D'ailleurs M. Picqué dans un cas (obs. XVII) a suturé
consécutivement les parois pharyngées et fermé l'orifice,
ne laissant qu'un petit pertuis pour le passage de la
sonde œsophagienne. Cette réunion devait être com-
plétée, mais le malade est parti ne voulant pas attendre
une nouvelle intervention. La suture a été faite avec des
points séparés à la Lembert adossant sous-muqueuse à
sous-muqueuse, et on terminait en affrontant les bords

de la plaie par une seconde série de points au crin de Florence.

Nous n'avons aucune expérience du procédé de Bardenheuer, mais il parait bon théoriquement et devra être tenté, car il transforme cette plaie qu'on laisse maintenant en communication avec la cavité buccale en une véritable plaie aseptique, et il doit diminuer les chances d'infection. Il est toujours facile d'enlever les sutures dès qu'il y a menace d'inflammation. Si le malade réclame un appareil prothétique, on peut, la cicatrisation obtenue, rouvrir la plaie dans une étendue convenable, suturer la muqueuse pharyngée à la peau et créer un orifice suffisant. C'est une opération qui ne présente pas de difficultés.

Enfin, il est un dernier avantage du procédé de M. Perier que nous ne saurions passer sous silence : c'est la diminution de durée de l'opération. M. Schwartz dit : « L'extirpation du larynx est toujours une « opération longue qui a duré jusqu'à trois heures « et demie, et dans les deux cas auxquels nous avons « assisté sa durée n'a pas été de moins de 2 heures et demie. » En compulsant les différentes observations, nous avons nous-même presque toujours trouvé deux heures comme moyenne de la durée. Or tous les malades que nous avons vu opérer n'ont été soumis au chloroforme que pendant une heure au maximum, et ce maximum n'a été atteint que dans un seul cas très difficile et très compliqué ; la durée habituelle est de quarante-cinq minutes. On ne laisse pas impunément un malade pendant deux à trois heures sous l'influence du

chloroforme ; je crois qu'en diminuant la durée de l'opération, on diminue d'autant sa gravité.

Mongour, dans une thèse faite sous les auspices de
M. Demons de Bordeaux, adresse un certain nombre de
reproches au procédé de M. Perier : « Il n'est applicable,
« dit-il. que dans les cas où la périphérie du larynx est
« libre de toute adhérence. Or, s'il est souvent difficile
« d'affirmer la nature maligne d'un néoplasme, il est
« presque toujours impossible de déterminer les rapports
« exacts de la tumeur et de l'organe. Il faut tenir compte
« de la tuméfaction possible des lèvres de la plaie et de
« la difficulté qu'on a à adapter ultérieurement un larynx
« artificiel.» Et il conclut en disant : « La laryngectomie
« sans trachéotomie préalable doit être rejetée. »

Je ne comprends pas comment le procédé n'est applicable que dans les cas où la périphérie du larynx est libre
de toute adhérence. L'incision de la peau en double T
donne un jour bien suffisant pour s'approcher ou s'éloi-
gner à volonté des cartilages du larynx. Si on n'a pas
déterminé à l'avance les rapports exacts de la tumeur
et de l'organe, il est toujours facile de le faire quand on
a le larynx sous les yeux.

Il est certain qu'avec le procédé de M. Perier on ne
peut pas faire de laryngotomie exploratrice, mais quand
on opère comme on doit le faire, après s'être assuré par
tous les moyens du siège et de la nature du mal, la laryngotomie devient inutile, et quand on enlève un cancer, il
ne faut pas être conservateur à outrance. D'ailleurs je
crois que si on veut faire une laryngectomie avec des
chances de succès ou tout au moins qui donne au malade

une survie justifiant l'intervention, il faut adopter les idées de Bœckel et Kœberlé, qui disent que l'extirpation totale ne doit être tentée que lorsqu'il n'y a pas de retentissement sur les ganglions et les tissus ambiants et lorsque l'affection est nettement limitée au larynx. Lorsque le néoplasme a envahi les parties voisines, qu'on est obligé de faire une pharyngo-laryngectomie avec des délabrements considérables, il est presque impossible d'aseptiser la plaie, toutes les complications sont à craindre, et une terminaison funeste est presque fatale.

Quant à la tuméfaction des lèvres de la plaie trachéale et à la difficulté d'adapter un larynx artificiel que reproche Mongour, nous y répondrons en disant que l'œdème des lèvres de la trachée n'a été observé qu'une seule fois et qu'il est facile d'y remédier en plaçant dans l'orifice trachéal une canule à trachéotomie ordinaire; une surveillance attentive du malade est seule nécessaire. Nous verrons bientôt comment on peut adapter un larynx artificiel, et le modèle que M. Perier a choisi. D'ailleurs il est probable que si M. Mongour avait pris la peine de répéter l'opération sur le cadavre, il l'eût trouvée facile. Quant à son efficacité, elle est aujourd'hui hors de doute.

LARYNX ARTIFICIEL

Je laisserai de côté la description des appareils simi-
laires employés jusqu'à ce jour, qu'on trouvera tout au
long dans la thèse de Pinçonnât, et nous ne nous occuperons ici que du larynx artificiel construit sur les indi-
cations de M. Perier.

Notre maitre, craignant par le contact d'une canule
portée en permanence d'irriter les parois de la trachée,
transforma le modèle connu des larynx artificiels. Il
fallait, pour atteindre ce but, prendre en dehors des
poumons le courant d'air chargé d'actionner la lamelle
vibrante. M. Aubry, après bien des essais, est arrivé à
constituer un appareil qui permet au malade de s'expri-
mer avec facilité.

Il se compose d'un tube métallique renfermant une
anche métallique et analogue au diapason des violonistes.

Ce tube métallique est terminé d'un côté par une lame
épaisse de caoutchouc assez large pour oblitérer l'orifice
pharyngé, et porte sur ses côtés deux anneaux permettant de le maintenir fixé derrière le cou par des cordons.
L'autre extrémité est en communication avec un double
réservoir formé de deux poches de caoutchouc servant
à régulariser la pression. Le courant d'air est fourni
par une poire en caoutchouc que le malade actionne
avec la main.

L'appareil ainsi constitué est fixé sur la poitrine au moyen de bretelles. L'extrémité est placée dans l'ouverture pharyngée et les cordons liés derrière le cou. Le

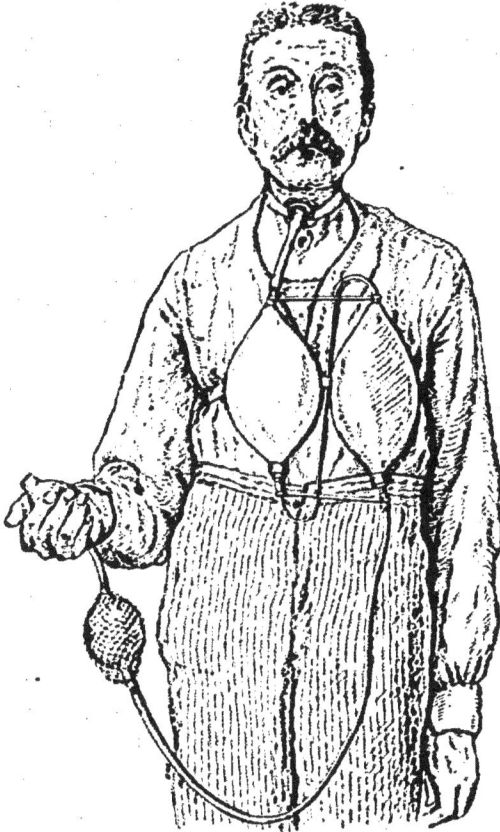

FIG. 6. — Larynx artificiel.

malade de sa main droite presse la poire de caoutchouc. On entend alors un son fondamental fourni par l'instrument et que modifient les mouvements de la langue et des lèvres.

Cet appareil, qui demande encore quelques modifications pour être parfait, rend néanmoins de grands ser-services à notre opéré, et celui-ci peut prendre part à la conversation, longtemps et sans aucune fatigue.

OBSERVATIONS

Obs. XIV (résumée). — *Extirpation du larynx sans tra-*
chéotomie préalable, par M. PERIER. *Société de chirurgie,*
19 mars 1890.

Homme de 66 ans, malade depuis le mois de septembre 1888.
Un spécialiste consulté en mai 1889 constate l'immobilisation
des cordes vocales et prescrit l'iodure de potassium et quelques
pansements qui amenèrent une amélioration. Le retour des
accidents l'engage à se présenter à l'hôpital Lariboisière
dans le service de M. Gouguenheim.

Celui-ci constate l'existence d'une végétation en chou-fleur
sur la corde vocale gauche. A trois reprises, on enlève des
fragments par voie endolaryngée, qui examinés au microscope
confirment le diagnostic de cancer du larynx.

L'état général est bon, pas de lésions apparentes du poumon,
du cœur ni des reins. L'appétit est conservé.

Du côté du champ opératoire, il n'y a ni infiltration de voisinage, ni engorgement ganglionnaire.

L'extirpation du larynx est faite par M. Perier le 5 mars 1890.

Anesthésie au chloroforme. Pas de trachéotomie. Incision
transversale à un travers de doigt au-dessous du cricoïde et
allant d'un sterno-mastoïdien à l'autre. Seconde incision transversale au milieu de l'espace hyo-thyroïdien et allant aussi
d'un sterno-mastoïdien à l'autre ; enfin incision verticale et
médiane réunissant les deux autres. Dissection des deux
volets ainsi obtenus. Puis après avoir traversé la trachée avec
un fil destiné à la maintenir et à l'attirer en avant, M. Perier
sectionne transversalement le conduit trachéal entre le cartilage cricoïde et la trachée.

P.   4

Cette dernière est vivement attirée en avant et dans son orifice on introduit rapidement une canule conique l'obturant complètement et mise en rapport, par l'intermédiaire d'un tube de caoutchouc, avec un entonnoir de verre. C'est par cette voie qu'à partir de ce moment on continue l'anesthésie chloroformique. Soulevant alors l'extrémité inférieure du larynx, M. Perier décolle soigneusement ce dernier de bas en haut de la paroi antérieure du larynx jusqu'à l'insertion de l'épiglotte. Les parties à ce niveau étant complètement saines, le larynx est sectionné en ce point. On ne laisse en place que l'épiglotte et l'extrémité des grandes cornes du cartilage thyroïde. Le larynx ainsi enlevé, les deux volets cutanés remis en place et suturés à la partie supérieure de la plaie, on laisse béant un large orifice communiquant avec l'arrière-gorge et dont les bords sont fixés à la peau. A l'extrémité inférieure se trouve l'orifice de la trachée, suturée elle aussi à la peau.

Après l'opération, le malade a vite repris connaissance ; jusqu'à trois heures de l'après-midi il a eu de fréquentes quintes de toux. Le pansement fut changé, il était imbibé de sang, mais en assez faible quantité.

Le malade fut enveloppé d'ouate pour lui permettre de rester assis dans son lit sans le refroidir.

De 3 à 6 heures, les quintes de toux ont à peu près cessé, il est calme. A 6 heures, il ne souffre pas, la température est de 38°,5, la respiration est libre, le pouls n'atteint pas 100, mais présente quelques irrégularités.

A partir de 8 heures, les quintes de toux reparaissent, persistent jusqu'à minuit et commencent à s'espacer. A deux heures et demie de la nuit le malade pâlit et cesse de respirer ; la mort survient en quelques heures sans signes précurseurs.

A l'autopsie les viscères ne présentent aucune lésion notable.

Obs. XV (personnelle). — Communiquée à l'Académie de médecine par M. Perier, 18 juillet 1893. — *Épithélioma du larynx. Extirpation totale du larynx sans trachéotomie préalable. Larynx artificiel. Première récidive. Nouvelle intervention. Seconde récidive. Troisième intervention et fermeture partielle de la plaie œsophagienne. Guérison.*

L...., Jean, 62 ans, concierge, entre le 3 juin 1893, envoyé par un spécialiste avec le diagnostic : Épithélioma du larynx.

Antécédents. — Sa mère est morte à 73 ans d'une bronchite chronique. Son père, alcoolique, aurait eu une affection indéterminée qui aurait rendu très difficile les mouvements de déglutition.

Une sœur serait morte à 48 ans d'une affection pulmonaire.

L... n'a jamais eu aucune maladie grave, si ce n'est une fracture de la clavicule consécutive à un accident.

Au mois de juin 1861, L... a eu, à la suite d'un refroidissement, une angine qui, améliorée rapidement sous l'influence du traitement, a toujours laissé subsister une certaine raucité de la voix. Cet enrouement persistant, et la déglutition étant gênée, il se décida à consulter un laryngologiste. Rien alors d'apparent au miroir, si ce n'est une certaine immobilité des cartilages aryténoïdes. On porta le diagnostic d'arthrite de l'articulation aryténo-cricoïdienne et l'on fit une fois par semaine des pansements intra-laryngés.

Toutefois le mal continue à faire des progrès, la voix devient sourde et voilée, le malade a une petite toux sèche et fréquente, et accuse une gêne extrême de la respiration.

L... change alors de médecin (mai 1893) et ce dernier, après un examen approfondi au laryngoscope, porte le diagnostic d'épithélioma du larynx et l'adresse à un chirurgien.

Le 3 juin, L... entre à l'hôpital Lariboisière, dans le service de M. Perier. A ce moment, le malade se plaint surtout de gêne respiratoire, il accuse des accès de suffocation très pénibles survenant de temps à autre sans cause appréciable. Ces accès vont quelquefois jusqu'à la perte de connaissance complète avec cyanose de la face. La voix est voilée, enrouée, il y a du cornage. La toux est fréquente, petite, sèche, pénible. La déglutition est douloureuse, depuis longtemps, mais depuis cinq mois il ne peut plus avaler la salive. La salivation, il est vrai, n'est pas très abondante, et la nuit elle est complètement nulle. Jamais il n'y a eu d'hémorrhagie à proprement parler ; il y a trois mois, le malade a expectoré quelques crachats striés de sang.

I.... accuse des douleurs continuelles au niveau du larynx. Cette douleur présente de temps à autre des exacerbations avec irradiation vers l'oreille gauche et de l'hémicrânie.

L'appétit toutefois est conservé, mais le malade ne mange pas à sa faim à cause de la gêne dans la déglutition.

L'état général est bon, rien aux poumons, ni au cœur, ni aux reins.

La palpation de la région du cou ne fait constater qu'un petit ganglion situé près de l'angle gauche de la mâchoire inférieure. Le larynx est mobile, non augmenté de volume.

L'examen au laryngoscope est fait par M. Gouguenheim qui confirme le diagnostic d'épithélioma et conseille l'extirpation totale.

Le 12 juin 1893. M. Perier, aidé par M. Picqué, chirurgien du bureau central, Orrillard et moi, internes du service, procède à l'opération.

Incision en double T de la peau, dissection des lambeaux latéraux et pincement des artères, ouverture de la trachée et dissection du larynx de bas en haut, sutures.

L'opération a duré quarante-cinq minutes et a marché régulièrement. Dans la crainte d'un aplatissement de la trachée, on a placé dans l'orifice une canule à trachéotomie ordinaire que le malade n'a pu supporter.

Durant toute la journée, le malade est froid, on peut parvenir à le réchauffer, le pouls est filiforme, incomptable, les yeux sont excavés, cependant la respiration se fait bien.

A 2 heures du matin, je suis appelé auprès de l'opéré que je trouve cyanosé et respirant à peine, cependant pas de mucosités dans la trachée ; j'y passe un écouvillon qui provoque plusieurs efforts de toux et bientôt tout rentre dans l'ordre. Le reste de la nuit se passe bien, on lui donne quelques gorgées de vin de Champagne au moyen d'une sonde de Nélaton introduite par l'orifice pharyngien. Température, 38°.

Le 13. Température, 37°,8. Pouls, 96. Le malade se plaint d'être trop serré par le pansement qui est changé. Il boit du lait et du champagne sans se servir de la sonde œsophagienne pendant qu'on maintient fermé l'orifice œsophagien. On recommande au malade de se mettre dans le décubitus latéral, il s'écoule alors spontanément une certaine quantité de mucosités bronchiques. Léger suintement de la plaie qui nécessite un renouvellement fréquent du pansement.

Température du soir, 38°,2. Pouls, 110.

Le 14. Le malade déglutit facilement, il prend dans la journée deux litres de lait, deux œufs et une demi-bouteille de champagne. Suintement toujours assez abondant.

Température du soir, 38°.

Le 15. Rougeur de la peau qui cependant est souple et indolore. On fait sourdre une goutte de pus au niveau d'un point de suture. On retire le fil et on touche ce point au naphtol camphré.

Le 16. On laisse le malade se lever pendant deux heures. Alimentation, un litre de lait et quatre œufs, un litre de bouillon, thé au rhum, champagne.

La rougeur de la plaie tend à disparaitre.

Le 18. On retire les fils des sutures. La plaie est complètement réunie, sauf sur un des côtés de la trachée où existe un petit décollement qu'on touche au naphtol camphré.

Le 21. Le malade mange une côtelette qu'il déglutit assez bien en fermant lui-même l'orifice du pharynx.

Le 22. La trachée a une tendance à descendre, il se forme à son niveau une sorte d'infundibulum.

Le malade mange en notre présence, on constate que la déglutition n'est pas parfaite ; lorsque le malade a avalé les aliments, il se fait de temps à autre une sorte de régurgitation involontaire, comme si le pharynx et l'œsophage n'exécutaient pas leur mouvement péristaltique. Cependant le malade se nourrit bien. L'épiglotte, qu'on a laissée en place, n'a qu'une faible utilité et n'oblitère pas l'orifice œsophagien.

Le 28. L'état général est parfait, la plaie cicatrisée. M. Perier propose un larynx artificiel actionné par une poire de caoutchouc. Nous faisons quelques essais avec une hanche vibrante en caoutchouc adaptée sur un tube de verre. L'appareil est très imparfait, le malade peut cependant prononcer quelques mots. Ce qui gène pour le bon fonctionnement de l'appareil, c'est la trop grande dimension de l'orifice pharyngien, c'est aussi ce qui rend la déglutition imparfaite.

3 juillet. Le malade, qui est en excellent état, mange la nourriture habituelle de l'hôpital. M. Aubry lui a construit un larynx artificiel avec lequel il se fait bien comprendre.

Le 13. Le malade quitte l'hôpital. L'orifice pharyngé a diminué d'étendue, L... se sert très bien de son larynx artificiel.

2 octobre. Le malade se présente dans la salle, on constate une induration au niveau de l'angle inférieur de la mâchoire du côté gauche. Il s'agit d'une récidive de cancer. L'état général est toujours bon. On propose une nouvelle intervention qui est acceptée.

Le 8. Nouvelle intervention. Incision longitudinale au point d'union de la peau et de la muqueuse pharyngée, seconde incision transversale sur la tumeur ; on relève ainsi un lambeau et on enlève la tumeur qui adhère au pharynx, à l'os hyoïde, dont on résèque la moitié gauche et la base de la langue.

La glande sous-maxillaire dont la loge a été ouverte est extirpée. Suture de la peau à la muqueuse du pharynx.

L'ouverture du pharynx est considérablement agrandie par la perte de substance, on place une sonde œsophagienne à demeure.

Un point à noter dans cette seconde intervention, c'est la facilité avec laquelle on a pu administrer le chloroforme grâce à la grosse canule de M. Perier qui, oblitérant complètement l'orifice de la trachée, n'a pas permis l'entrée d'une seule goutte de sang.

11 octobre. Le malade va bien, on retire la sonde œsophagienne, il se nourrit par la bouche, mais la déglutition des liquides est très imparfaite. Un petit décollement qui s'est produit dans l'angle le plus externe de la plaie est touché au naphtol camphré.

Le 13. Le malade est guéri de sa seconde intervention, mais il se plaint des trop grandes dimensions de l'orifice œsophagien.

26 novembre. Le malade réclame la fermeture de l'ouverture du pharynx. M. Perier pratique cette opération le jour même. Il dédouble la peau et la muqueuse du pharynx et applique deux plans de sutures superposés.

Le premier plan au catgut est formé de points de Lembert adossant la sous-muqueuse d'un côté à la sous-muqueuse de l'autre côté. Le second plan ne comprend que la peau, il est fait au crin de Florence. On ne laisse subsister à la partie supérieure qu'un petit orifice par lequel on place une sonde œsophagienne à demeure; on profite de cette intervention pour enlever un nouveau noyau de récidive vers l'angle de la mâchoire.

Le pansement qui recouvre la plaie se compose de ouate hydrophile recouverte de stérésol.

On constate que l'œsophage est notablement diminué de calibre.

Le 29. Le pansement est décollé sur plusieurs points, on le retire complètement et l'on trouve que les points supérieurs de la suture ont sectionné les segments. L'orifice pharyngé est de nouveau béant quoique ses dimensions aient diminué.

Le malade se nourrit de nouveau par la bouche, sauf pour les liquides qu'il prend lui-même au moyen d'une sonde de Nélaton.

10 décembre. Le malade est toujours dans la salle. La cicatrisation de la plaie est presque complète et il attend qu'on lui
fasse une nouvelle intervention pour fermer son orifice pharyngé.

Examen de la pièce enlevée le 12 juin (*Bulletin de l'Académie de médecine*, n° 29 ; juillet 1893). — Lorsqu'on examine le
larynx enlevé, on reconnaît ce qu'avait indiqué l'examen laryngoscopique : la corde vocale gauche a disparu sous l'envahissement d'une tumeur faisant saillie vers l'autre corde vocale
et en atteignant l'extrémité antérieure qui aurait été bientôt
prise à son tour. En hauteur la tumeur occupe à peu près la
moitié supérieure de la portion sous-glottique.

Examen histologique. — Épaississement des travées fibreuses
périglandulaires et du chorion entre lesquelles se trouvent de
longs boyaux ou des masses lobulées composées d'éléments épithéliaux volumineux ; quelques cellules cancéreuses contiennent
des figures rappelant des coccidies, mais ne présentant aucun
caractère typique de la coccidie vraie. Ce sont des segmentations intra-cellulaires faciles à caractériser par un grossissement de 600 diamètres. Les cellules glandulaires sont tantôt en
dégénérescence muqueuse, tantôt détruites, dissociées et non
placées par la cellule épithéliale néoplasique pavimenteuse.

Les muscles sont détruits. Le cartilage présente une transformation muqueuse de la partie fondamentale.

La zone pathologique épithéliomateuse est strictement limitée
aux tissus intrinsèques.

Le processus néoplasique n'a aucune tendance à envahir les
régions avoisinantes dont les voies lymphatiques sont indemnes
d'ailleurs.

Le foyer morbide paraît donc limité à la zone inflammatoire
nettement conjonctive, d'où partent des tumeurs conjonctives
délimitant et renfermant les éléments pavimenteux. Ce caractère serait spécial aux néoplasies cancéreuses, primitives et
intrinsèques du larynx.

Examen de la pièce enlevée le 2 octobre. — Dans cette intervention deux fragments ont été enlevés. L'un comprend la sous-maxillaire en totalité qui paraît saine. L'autre comprend une portion du pharynx, un ganglion lymphatique avoisinant l'os hyoïde, la moitié de l'os hyoïde entouré de tissu néoplasique et l'épiglotte tout entière.

Obs. XVI (personnelle). — *Cancer du larynx. Laryngectomie sans trachéotomie préalable. Hémorrhagie cérébrale. Mort.*

Mme X... est une femme de 56 ans qui présente toutes les apparences d'une bonne santé. Je n'ai pu avoir sur cette malade aucun renseignement, ne l'ayant vue en ville qu'au moment et après l'opération.

Le diagnostic de cancer du larynx a été porté par M. Gouguenheim, qui l'adressa à M. Perier. Celui-ci proposa l'extirpation totale du larynx qui fut acceptée.

Le 30 juillet 1893, M. Perier, en présence de M. Gouguenheim et aidé par M. Courtin et par moi, procède à l'opération. Il n'y a aucun retentissement sur les ganglions, le néoplasme paraît nettement limité au larynx, et les différents temps du manuel opératoire sont exécutés sans encombre.

La plaie est suturée, l'orifice pharyngien laissé aussi petit que possible. L'opération a duré quarante minutes.

La journée se passe sans accident, la malade n'a pas de nausées ; le soir à 8 heures on lui administre quelques gorgées de champagne qu'elle avale sans le secours de la sonde œsophagienne, toutefois la déglutition est assez douloureuse. Température 38°,9. Pouls 90.

La nuit a été bonne ; à minuit on fit une piqûre de morphine de 1 centigr.

La malade ne souffre pas, elle s'assied sur son lit ; fait elle-même sa toilette avec le secours de la garde-malade, boit du lait, du champagne, de l'eau de Vichy, déglutissant sans sonde œsophagienne.

Le pansement est refait quatre fois dans la journée. On administre sans résultat un lavement glycériné pour faire cesser une constipation datant de quatre jours. Le soir, on administre deux suppositoires au beurre de cacao. Température matin, 37°.

A 5 heures, brusquement, au moment où la malade buvait, la face devient vultueuse, couverte de sueur, congestionnée ; les yeux sont hagards ; M⁼ᵉ X... ne paraît pas comprendre les questions qu'on lui pose.

A 7 heures du soir, on constate une certaine paresse du bras droit et de la jambe droite. La respiration est difficile, la trachée n'est pas obstruée, on place une canule à trachéotomie dans l'orifice, craignant un aplatissement de la trachée. Vers 9 heures, selle diarrhéique abondante.

Température vespérale, 38°,5 pouls 110.

A 10 heures, la malade a repris connaissance, elle répond nettement aux questions qu'on lui pose. Elle se plaint d'un violent mal de tête. Impotence fonctionnelle de la jambe droite et du bras droit, pas de déviations de la face ni des yeux.

A 11 heures, congestion de la face, difficulté pour respirer, on écouvillonne la trachée, et tout paraît rentrer dans l'ordre.

Le reste de la nuit se passe sans incident, la malade paraît avoir des nausées, elle salive abondamment et continue à se plaindre de sa tête.

Aucune nourriture pendant toute la nuit, de temps à autre écouvillonnage de la trachée.

Le 31. L'état n'a pas changé. Température, 37°,9. Pouls, 110, très irrégulier. On prescrit trois injections d'une solution de caféine à 1/5 et 30 ventouses sèches.

A 2 heures de l'après midi, le pouls s'est relevé, la malade a repris toute sa connaissance.

Les parents de M⁼ᵉ X... nous apprennent qu'il y a deux ans elle a eu une attaque de paralysie du bras droit qui a persisté pendant deux mois, et que depuis il a subsisté une certaine impotence de ce côté. L'auscultation ne révèle aucune lésion valvulaire du côté du cœur. Pas d'artères athéromateuses.

1ᵉʳ août. État stationnaire, la plaie est très belle, pas de rougeur, pas trace de suppuration.

Le 2. Le pouls est dépressible, devenu plus irrégulier que les jours précédents. On prescrit de nouveau 3 injections de caféine.

Le 3. État stationnaire.

Le 4. La plaie marche vers la cicatrisation, mais on constate une eschare au sacrum.

A 5 heures du soir, la face se congestionne, la respiration devient difficile, quoique rien ni dans la trachée, ni dans les poumons ne puisse l'expliquer. La connaissance s'affaiblit progressivement, le pouls devient de plus en plus petit et irrégulier.

Le 5. La malade meurt à 5 heures du matin.

L'autopsie n'a pu être faite.

Examen de la pièce. — La pièce enlevée comprend tout le larynx sauf l'épiglotte qu'on a laissée en place.

A l'ouverture du larynx, on constate l'existence d'un néoplasme développé aux dépens de la corde vocale inférieure gauche et oblitérant presque tout le larynx. La tumeur, de la grosseur d'une noisette, présente sur sa face interne quelques petites ulcérations ; par sa face externe elle est en rapport avec le cartilage thyroïde absolument sain.

L'examen *histologique* a montré qu'il s'agissait d'un épithélioma intrinsèque du larynx.

Obs. XVII (personnelle). — *Épithélioma végétant du larynx. Laryngectomie, application du procédé, la trachéotomie ayant été faite. Fermeture de l'orifice œsophagien. Guérison.*

C..., Honoré, 52 ans, journalier, habitant le département de Maine-et-Loire, avait subi la trachéotomie inter-crico-thyroïdienne quand il se présenta dans le service.

L'examen laryngoscopique pratiqué par M. Gouguenheim

révéla l'existence d'un épithélioma végétant du larynx oblitérant presque complètement la cavité.

A son entrée, nous constatons que le larynx est mobile, qu'il
n'existe que deux petits ganglions du côté droit près de l'angle
de la mâchoire. La laryngectomie ayant été proposée et acceptée,
M. Piqué, assisté de M. Perier, procède à l'opération le
31 juillet 1893. L'anesthésie est faite au moyen d'un entonnoir
communiquant avec la canule à trachéotomie par un tube de
caoutchouc. L'incision longitudinale de la peau contourne les
deux bords de la plaie trachéale, et la dissection des lambeaux
se fait sans grandes difficultés, sauf au niveau de la canule où
il s'est formé du tissu de cicatrice abondant, ce qui ne permet
pas de reconnaître les rapports du larynx.

L'aide chargé de maintenir la canule à trachéotomie, a soin
d'en appuyer le pavillon sur tout le pourtour de l'orifice trachéal, pour éviter l'introduction du sang dans les voies aériennes.
La trachée est sectionnée sur une sonde cannelée, la grosse
canule conique mise en place, et l'anesthésie continuée.

Les petits ganglions signalés vers l'angle de la mâchoire sont
extirpés. Les sutures de la trachée, de la peau et du pharynx
faites par le procédé ordinaire. Toutefois dans le cas particulier,
l'ouverture a été laissée trop grande et a retardé de beaucoup la
cicatrisation et l'alimentation.

Durée de l'opération, quarante-cinq minutes.

Le malade, reporté dans son lit, tousse et expectore quelques
mucosités sanguinolentes, il est placé dans le décubitus latéral.
La journée est bonne. Température, 38°. On lui donne quelques
cuillerées à soupe, du vin de champagne au moyen de la sonde
œsophagienne.

Dans la nuit, cyanose et difficulté de la respiration qui
cèdent à l'écouvillonnage de la trachée.

1er août. Bon état général. Lait, champagne. Température,
matin, 38°. Température vespérale, 38°,5.

Le 3. Légère rougeur au niveau de la plaie, mais indolence
et souplesse des tissus. Pas d'expectoration.

Le 4. Le malade accuse de la douleur au niveau des parties latérales du pharynx, la pression fait sourdre quelques gouttes de pus. On enlève deux points de suture.

Le décollement est pansé au naphtol camphré.

Le malade s'est levé hier et aujourd'hui, mais les mouvements de la tête sont douloureux.

Il s'écoule, par l'orifice pharyngien trop grand, de la salive en abondance, qui souille la plaie, malgré les pansements répétés.

La nourriture est toujours donnée au moyen de la sonde œsophagienne.

Le 5. Les deux points supérieurs de l'incision médiane ont sectionné les tissus, la plaie est infectée, on enlève presque toutes les sutures et on empêche avec peine les sécrétions de s'écouler dans la trachée.

Celle-ci est séparée de la peau par un espace de 1 centim. qu'on touche fréquemment au naphtol camphré et qu'on nettoie avec soin.

La grosse canule conique rend dans le cas de nombreux services pour le pansement.

On essaye de faire prendre au malade quelque nourriture par la bouche. Les liquides s'écoulent tout autour du tampon obturateur de l'orifice pharyngé, et en outre, la déglutition étant incomplète, il s'accumule au-dessus de l'épiglotte des aliments qui tombent peu à peu dans la plaie, on est obligé de recourir de nouveau au tube œsophagien.

L'état général est bon. Diarrhée depuis hier soir.

Le 6. État stationnaire, la diarrhée persiste, on donne 4 gr. de bismuth.

Le 7. Amélioration locale. Inflammation moins vive des bords de la plaie, qui maintenant est béante. La suppuration se tarit. Cependant on constate un nouveau foyer sur les parties latérales gauches qui communiquent avec le pharynx par une fistule.

Pansements humides fréquemment renouvelés, attouchements de la plaie au naphtol camphré.

On donne au malade, au moyen de la sonde œsophagienne, du lait, du bouillon, de la viande crue hachée très menu, des œufs, du potage.

Le 12. La plaie bourgeonne, toute trace d'inflammation a disparu. L'alimentation se fait toujours par la sonde.

Le 30. La cicatrisation est presque complète, l'orifice œsophagien toujours trop grand, quoique rétréci, ne permet pas l'alimentation par la bouche.

23 septembre. Le malade se plaint de douleurs lancinantes dans le voisinage de l'orifice pharyngien, on constate à droite et à gauche deux petits foyers d'induration, dus à l'inflammation développée autour des fils de soie.

Le 25. Les fils de soie sont retirés, il s'écoule à droite et à gauche quelques gouttes de pus.

1er octobre. Tout est cicatrisé, la peau a recouvré sa souplesse. Le malade demande qu'on lui ferme complètement l'orifice pharyngé ne désirant pas un appareil prothétique.

12 octobre. Au niveau de l'orifice pharyngé et tout autour de lui, on constate l'existence de petits bourgeons d'apparence papillomateuse. L'examen microscopique révèle la nature épithéliale de ces bourgeons.

L'état général est toujours bon et sur la demande du malade on lui promet de fermer son orifice du pharynx.

Le 16. M. Piqué pratique la fermeture de l'orifice pharyngé. Pour cela il libère la muqueuse du pharynx sur tout le pourtour de l'orifice, sauf à l'angle inférieur, formant ainsi deux lambeaux qui peuvent se rapprocher sur la ligne médiane et entrer en contact en haut avec l'épiglotte avivée. La dissection est rendue très difficile à cause du tissu cicatriciel développé tout au pourtour du pharynx.

Les lambeaux disséqués sont suturés sur la ligne médiane par une série de points de Lembert adossant sous-muqueuse à sous-muqueuse. Le canal ainsi formé est rapproché de la base de la langue et de l'épiglotte par une série de points semblables. Des sutures de la peau au crin de Florence complètent

l'oblitération. Il n'existe qu'un petit orifice tout à fait à la
partie inférieure de la plaie dans laquelle on engage une sonde
de Nélaton destinée à assurer l'alimentation.

L'anesthésie est faite au moyen de la grosse canule conique
et de l'entonnoir, et pas une goutte de sang n'a pénétré dans
les voies aériennes.

Le 19. On fait un pansement pour la première fois, quelques
points superficiels ont sectionné la peau, suppuration peu abondante.

Le 22. La cicatrisation se fait bien, il existe une petite fistule
pharyngée qui a tendance à se combler, le malade s'alimente
seul par la bouche.

Le 30. Cicatrisation complète. Il n'existe plus qu'un seul
orifice pharyngé très petit admettant à peine la sonde n° 20.
Le malade se fait comprendre facilement par la voix chuchotée.

6 novembre. M. Piqué avait l'intention de compléter la
fermeture du pharynx, mais le malade, ne voulant pas attendre
une nouvelle intervention, est parti sur sa demande.

Examen de la pièce enlevée le 31 juillet 1893. — La pièce
représente la totalité du larynx, sauf l'épiglotte et les cornes du
cartilage thyroïde laissées en place.

L'intérieur du larynx est occupé par un énorme papillome
oblitérant complètement la cavité, faisant saillie en haut au-
dessus des replis aryténo-épiglottiques et descendant en bas
jusqu'au niveau de la trachée.

Cette tumeur paraît être développée au niveau de la corde
vocale droite. Dans l'espace inter-crico-thyroïdien se voit
l'orifice par lequel passait la canule à trachéotomie ; on constate que cette canule était entourée de tous côtés par le néoplasme.

L'examen histologique a montré qu'il s'agissait d'un épithélioma lobulé à cellules pavimenteuses.

Obs. XVIII (personnelle). — *Cancer du larynx. Périchon-drite. Abcès périlaryngien. Laryngectomie, application du procédé la trachéotomie ayant été faite. Guérison opératoire.*

M..., Edmond, typographe, 25 ans, est soigné en ville depuis huit mois pour une tuberculose laryngée. Il y a quatre mois la dyspnée force le médecin traitant à pratiquer d'urgence la trachéotomie. Il y a deux mois le malade entra dans le service, pour un abcès périlaryngien développé du côté droit du cou.

L'abcès fut gratté et on s'aperçut alors que le cartilage thy-roïde était perforé. La plaie fut touchée au chlorure de zinc. A la suite de cette intervention, l'état général s'améliore et l'abcès une fois cicatrisé le malade quitte l'hôpital.

Au mois d'août, il se forma une nouvelle fistule, au côté droit du cartilage thyroïde; la périchondrite ayant fait des progrès, le malade rentra bientôt dans le service où on lui proposa la laryngectomie qui fut acceptée.

L'opération est pratiquée le 8 septembre 1893 par M. Piqué.

La dissection des parois du larynx, surtout du côté droit, est rendue difficile par l'existence des foyers de périchondrite ayant détruit en partie le cartilage thyroïde. La séparation de la trachée et de l'œsophage, la section de la trachée se font sans accidents; cette dernière porte au-dessous du cricoïde, au ni-veau de la partie supérieure de la plaie de la trachéotomie.

La trachée étant très friable, on la saisit avec une pince de Museux et on place, outre les deux fils latéraux, un troisième fil qui maintient la paroi postérieure. La canule conique est mise en place et la chloroformisation continue par son intermé-diaire.

Le larynx est complètement détaché sauf l'épiglotte. La plaie est alors désinfectée au chlorure de zinc, grattée et toutes les parties suspectes enlevées. La trachée est coupée oblique-ment de bas en haut et d'avant en arrière de façon à régulariser l'incision faite par trachéotomie et on procède aux sutures.

On commence par suturer la trachée à la peau et M. Piqué,

voulant fermer complètement l'orifice pharyngien, se décida à rapprocher les parois du pharynx qu'il sutura sur la ligne médiane par des points séparés perforant la paroi de part en part. Le cylindre obtenu est suturé de la même façon au bord inférieur de l'épiglotte. Enfin on procède l'occlusion par des points séparés au crin de Florence rapprochant la peau.

La partie médiane seule de l'incision transversale est laissée ouverte et tamponnée à la gaze salolée.

Durée de l'opération, 50 minutes.

Le malade reporté dans son lit passe une bonne journée. Il se plaint seulement d'une sensation de constriction au niveau de la plaie. Température 39°,4.

9 septembre. Le malade n'a pas dormi; on le nourrit avec une sonde œsophagienne : lait, rhum, champagne.

La trachée a une tendance à descendre et entraine les bords de la peau qui font soupape. On place une canule à trachéotomie. Dans la soirée : cyanose, difficulté pour respirer; écouvillonnage de la trachée. Température 39°.

Le 10. La plaie pharyngée a bonne apparence, mais au niveau de la trachée, rougeur et douleur. On prescrit un centigramme de morphine en injection hypodermique.

Le 11. Le malade tousse et expectore abondamment.

Le 12. Céphalée. Suppuration au niveau de la trachée, on enlève plusieurs fils, il s'écoule du pus, on nettoie la plaie au sublimé.

Le 13. On enlève tous les points de suture. Les fils placés sur le pharynx ont coupé les tissus, en sorte que la plaie communique maintenant avec la cavité buccale; sueurs nocturnes abondantes.

Le 14. Le pansement est fait plusieurs fois par jour; depuis longtemps on emploie le pansement humide. La plaie est tamponnée à la gaze. Sécrétion buccale abondante.

Le 20. La cicatrisation se fait peu à peu, des bourgeons charnus apparaissent sur la surface antérieure de l'œsophage. Il se

P.   5 fait toujours sur toute la surface de la plaie une sécrétion purulente assez abondante.

Le 25. Les bords de la plaie tendent à se cicatriser, mais la partie médiane est toujours blafarde et bourgeonne. Cette plaie exale une odeur rappelant le cancer. Le malade est toujours nourri au moyen de la sonde et son passage est très douloureux.

2 octobre. État stationnaire. L'état général s'est amélioré depuis l'opération. Le malade engraisse.

Le 20. La plaie continue à bourgeonner malgré les applications de caustiques Filhos, elle n'a aucune tendance à la cicatrisation.

12 novembre. Le malade maigrit, l'alimentation se fait toujours par la sonde. État stationnaire de la plaie. L'introduction de la sonde est toujours douloureux.

7 décembre. La partie profonde de la plaie bourgeonne laissant suinter une sanie purulente. Il s'est formé sur le côté droit, au voisinage du sterno-mastoïdien, une masse indurée dont la surface ulcérée se continue avec la plaie œsophagienne. Il s'exhale à chaque pansement une odeur infecte. L'alimentation doit toujours être continuée par la sonde. L'état général est mauvais. Amaigrissement considérable.

Examen de la pièce. — Sur le larynx enlevé en totalité, sauf l'épiglotte, on constate à l'extérieur et du côté droit une destruction de la moitié inférieure du cartilage thyroïde remplacé par une production fongueuse et saignante.

Le bord supérieur est envahi, lui aussi, par le même processus.

En ouvrant le larynx, on constate que toute la partie droite de la muqueuse laryngée est recouverte de productions papillomateuses ulcérées.

Tout le côté droit de la face interne du larynx est méconnaissable, on n'y retrouve pas trace des cordes vocales, tout est envahi par des néoformations pathologiques. Du côté gauche on reconnaît les cordes vocales, mais elles sont boursouflées, tuméfiées, et au-dessous d'elles la muqueuse commence aussi à s'exulcérer. Sur la coupe du cricoïde on voit que la face interne présente des foyers de périchondrite.

Ces altérations existent sur toute la hauteur du larynx et se retrouvent même au commencement de la trachée.

L'examen histologique, fait par M. Brault, médecin des hôpitaux, rectifie le diagnostic clinique et nous montre qu'il s'agissait d'un épithélioma végétant intra-laryngé et non d'une lésion tuberculeuse.

Sur les coupes faites au niveau des végétations, on trouve des prolongements épithéliaux, formés par des couches de cellules pavimenteuses stratifiées. Ces cellules ont toutes les caractères du corps muqueux de Malpighi avec crêtes d'empreinte et filaments d'union. Dans les parties profondes du larynx, il existe de nombreux globes épidermiques présentant les réactions histo-chimiques habituelles aux épithéliomas d'origine ectodermique.

Obs. XIX (personnelle). — *Épithélioma du larynx. Envahissement des ganglions, du pharynx et du corps thyroïde par le néoplasme. Laryngo-pharyngectomie sans trachéotomie préalable. Pneumonie. Mort.*

F..., Jules, correcteur, âgé de 57 ans, entré au service le 22 octobre 1893, n'a jamais eu de maladie antérieure grave.

Au mois de juillet, à la suite d'un refroidissement, il accuse de l'enrouement et une sensation de picotement au larynx. On le traite pour une laryngite simple jusqu'à ces derniers temps. Ne voyant pas survenir d'amélioration dans son état, il vient à la consultation de Lariboisière où M. Gouguenheim porte le diagnostic de cancer du larynx.

A ce moment le malade présente une aphonie presque complète, une gêne considérable dans la déglutition et un cornage prononcé.

Pas de salivation, pas de tirage, pas d'hémorrhagie, si ce

n'est le jour de son entrée où il expectora quelques crachats striés de sang. De temps à autre, suffocation extrêmement pénible. A la palpation on sent au niveau du cartilage thyroïde des bosselures indiquant l'envahissement des parties périphériques du larynx. Des ganglions assez volumineux sont sentis du côté gauche au niveau de la branche horizontale de la mâchoire ; enfin le larynx et l'œsophage paraissent soudés sans grande mobilité l'un sur l'autre.

L'état général est bon. Un peu d'emphysème. Rien au cœur ; pas d'albumine dans les urines.

L'extirpation du larynx ayant été proposée, M. Perier procède à l'opération le 24 octobre 1893.

Le malade est endormi au chloroforme par le procédé habituel. A l'incision de la peau, il s'écoule du pus au niveau de l'espace thyro-hyoïdien. La dissection est poursuivie en laissant adhérant au larynx une certaine quantité de tissu envahi par le néoplasme. Hémorrhagie veineuse assez abondante qui s'arrête par tamponnement.

La trachée ne pouvait être séparée de l'œsophage par la sonde cannelée, elle est sectionnée directement jusqu'à sa face postérieure, la canule conique mise en place et le larynx enlevé. A ce moment, on s'aperçoit que toute la paroi antérieure du pharynx est envahie par le néoplasme, que celui-ci remonte en haut jusqu'à la base de la langue. On enlève l'épiglotte, l'os hyoïde, et les ganglions y adhérents.

Le pharynx est réséqué presque en totalité et on ne laisse subsister qu'une petite portion de la face postérieure. Les sutures faites, il subsiste un immense infundibulum pharyngé qu'il est impossible de fermer.

Le malade reporté dans son lit est placé dans le décubitus latéral. Pendant la journée, il s'écoule par la bouche et la plaie pharyngée du sang avalé pendant l'opération.

Pas de nourriture pendant toute la journée. On permet le soir quelques morceaux de glace pour humecter la bouche. T. 38⁴.

Dans la nuit, plusieurs fois accès de dyspnée et cyanose qui cèdent à l'écouvillonnage de la trachée.

25 octobre. T. 37°,8. Le malade respire facilement, les bords de la plaie sont tuméfiés et présentent une coloration violacée. Champagne en petite quantité, donné par la sonde œsophagienne. T. 38°.

Le 26. T. 37°,5. Expectoration sanguinolente. La plaie est douloureuse au toucher, les tissus tendus.

L'alimentation est difficile. Les aliments refluent autour de la sonde, sans qu'on puisse trouver une explication de ce phénomène. T. 38°,4.

Le 27. Le malade accuse un point du côté droit. A l'auscultation, le murmure vésiculaire est diminué de ce côté. La plaie est enflammée, les points de suture de la trachée ont cédé sur tout le pourtour et celle-ci s'est abaissée.

Dans la plaie formée par la séparation de la trachée et de la peau s'écoule du pus qui pénètre dans les voies aériennes malgré tous les pansements. T. vesp. 38°,6.

Le 28. T. 38°. Le point de côté persiste. Pas de souffle ni de râles crépitants. La plaie est désunie sur toute l'étendue et laisse échapper un pus abondant. T. S. 38°,6.

Le 29, T. matin 38°. A l'auscultation, on perçoit un souffle du côté droit. Suppuration abondante de la plaie. Expectoration sanguinolente. Toux fréquente et pénible. T. soir 39°.

Le 30, T. matin 38°,5. Le malade est cyanosé. La respiration fréquente et difficile. T. soir 38°,6.

Le 31, T. 37°,8. Cyanose prononcée des lèvres, le malade délire, ne reconnaît personne. La trachée est descendue profondément. La plaie suppure abondamment. T. soir 38°,5.

1er novembre. Le malade meurt à 2 heures du matin.

Autopsie. — Nous trouvons tout autour de la trachée une zone de mortification étendue en largeur, mais ne décollant pas la trachée de l'œsophage. Le corps thyroïde nous montre alors un envahissement manifeste de tout le lobe droit avec foyers de ramollissement.

Le poumon droit est dur, ne crépite plus, et montre à la coupe une hépatisation rouge de tout le lobe inférieur. Le poumon gauche est sain.

Rien au cœur.

Rien dans la cavité abdominale.

Examen de la pièce, enlevée le 24 octobre. — Cette pièce se compose de deux parties, la première représente le larynx en totalité. On y constate que la tumeur s'est développée aux dépens des replis aryténo-épiglottiques du côté gauche, formant une masse obturant presque complètement l'orifice du larynx et se prolongeant en arrière, en dedans du cartilage thyroïde, qu'elle refoule en dehors.

Les cordes vocales du côté gauche sont tuméfiées et la muqueuse paraît saine dans tout le reste de son étendue. A l'extrémité, on trouve les tissus infiltrés ; au niveau du bord supérieur gauche du thyroïde, il existe en ce point un foyer de ramollissement.

La seconde pièce est constituée par l'épiglotte, l'os hyoïde et des ganglions lymphatiques, le tout formant une masse où il est difficile de retrouver les parties constituantes.

BIBLIOGRAPHIE

Bottini. — Extirpation totale d'un larynx humain. Heureux succès de l'opération. *Académie Royale de Turin*, 1875.

Langenbeck. — *Berliner klin. Woch.*, 1875.

Hermantier. — *De l'extirpation totale du larynx.* Thèse de doct., Paris, 1876.

Maas. — Volstandige Extirpation des Kehlkopfes. *Arch. für klin. Chir.*, 1876.

Foulis. — Extirpation of the larynx. *Lancet*, 1877, p. 550.

Von Bruns. — Ein total Extirpation des Kehlkopfes mit nachfolgender eins et zuneines kunstliisches Kehlkopfes. *Wiener med. Presse*, 1878, p. 1453.

Bottini. — Extirpation totale du larynx à l'aide du galvano-cautère. *Annales des maladies de l'oreille et du larynx*, 1878, p. 183.

Schuller. — Ueber Verhitung von Schluckpneumonie bei Operationen am Larynx. *Berlin. klin. Woch.*, 1882.

Maydl. — Ein Fall von Larynx Extirpation. *Wiener medizinische Presse*, 1882.

Blum. — De l'extirpation du larynx. *Archices gén. de méd.*, 1882.

Mac Leod. — Of extirpation of the larynx. *The Lancet*, 1883, p. 455, et 1884, p. 750.

Gussenbauer. — *Arch. für klin. Chir.*, Bd XVIII.

Salzer. — Larynx Operationen in der Klin. Billroths, 1870, 1874, *Arch für klin. Chir.*, 1885, p. 849.

Heydenreich. — De l'extirpation du larynx. *Sem. méd.*, 1885.

Schwartz. — *Des tumeurs du larynx.* Th. agr., 1886.

Baratoux. — De l'extirpation du larynx. *Proj. méd.*, 1886.

Boutte. — Cancer du larynx et son traitement. *Concours médical*, 1886.

Société de chirurgie. — 1886, p. 125. Trachéotomie préventive dans une ablation d'un cancer de la bouche.

Newmann. — Two lectures on tumours of the larynx. *British medical Journal*, 1886, p. 833.

Monod et Ruault. — *Gazette hebdomadaire de méd. et chir.*, 1887.

Jordan Llyod. — Extirpation of the larynx without preliminary tracheotomy. *The Lancet*, 1887.

M. Gairdner. — Excision of the larynx. *The Lancet*, 1887.

Hache. — De l'extirpation du larynx cancéreux. *Bull. méd.,* 1887.

Koeberlé. — *Soc. méd. de Strasbourg,* 1887.

Dupont. — Extirpation du larynx. *Revue méd. de la Suisse Romande,* 1887.

Roux. — *Revue médicale de la Suisse Romande,* 1887.
Académie de médecine, 1887. — Communication sur le traitement palliatif des tumeurs du larynx.

Agnew-Hayes. — *Med. News,* 1887.

Gairdner. — Case total extirpation of the larynx for epithelioma. *The Lancet,* 1888, p. 1242.

Baratoux. — Du cancer du larynx. *Progrès méd.,* 1888.

Stoerk (traduit par Laurent). — De la production du shock dans l'extirpation du larynx. *Journ. de méd. chir. et pharm. de Bruxelles,* 1889, p. 145.

Pinçonnat. — *De l'extirpation du larynx.* Th. de Paris, 1890.

Wassermann. — Ueber die Extirpation des Larynx. *Deutsche Zeit. f. Chir.,* 1889.

Charazac. — Valeur comparée de la trachéotomie et de la laryngectomie inter-crico-thyroïdienne. *Rev. de laryngol. otol et rhinol.,* 1890.

Mongour. — *De la laryngectomie.* Th. de Bordeaux, 1890.

Kraus. — *Allgem. Wiener med. Zeits.* 1890.

Bardenheuer. — *Deutsche med. Wochenschrift,* 1890.

Otto Lanz. — Laryngectomie à la clinique de Kocher, de Berne. *Langenbeck's Arch. f. klin. Chir.,* 1892.

Gouguenheim. — Cancer du larynx. *Sem. méd.,* 1892.

P. Bert. — *Physiologie comparée de la respiration.,* p. 488.

Solis-Cohen. — Laryngectomie. *Encyclopédie internat. de chirurgie,* t. VI, p. 132.

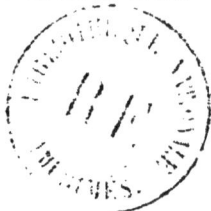

IMPRIMERIE LEMALE ET Cⁱᵉ, HAVRE

IMPRIMERIE LEMALE ET Cⁱᵉ, HAVRE